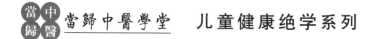

当归中醫學堂　儿童健康绝学系列

孩子发烧怎么办

高亮 著

北京中医药大学博士
当归中医学堂特邀讲师

U0250933

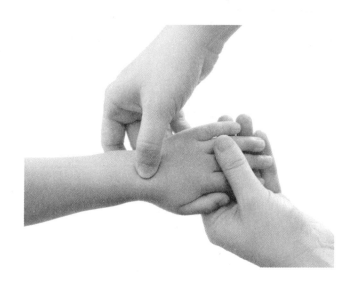

天津出版传媒集团

天津科学技术出版社

愿家长都能成为孩子的守护神

每个家庭里，小朋友都是父母的心肝宝贝，一旦孩子生病了，家长往往无比焦虑。所以，一些中医人士就提出要推广中医儿科知识，让家长们自己懂得如何用最简单的方法，在疾病刚刚萌芽的阶段，来保护自己的孩子。于是大家建立了北京当归中医学堂，传授家长们中医知识。这样，可以使得家长懂得分析孩子的身体症状，学会用最简单的方法，及时去干预疾病的发展。

现在学堂已经培养了上万名妈妈医生，有的妈妈说："之前孩子一年得患十次感冒，现在就只有一两次了，其余的都被拦截在最初阶段了。"有的妈妈说："孩子体质增强，现在已经不怎么感冒了。"这些都令我们非常欣慰，希望中医育儿，能让越来越多的父母受益。

高亮博士，是当归学堂的老师中非常受欢迎的一位，他是我北京中医药大学的校友，学识渊博、经验丰富，曾在全国做巡回演讲，受到家长们的热烈欢迎。此次出书，定能为家长带来更多的中医育儿知识，希望家长们能从此书学到更多，让自己成为孩子身心的守护神！

您的朋友 罗大伦

2015年3月10日

愿和您一起做有智慧的"中医妈妈"

在当归中医学堂的微博上第一次看到"中医育儿必修课"招生介绍的时候，我心里的声音就告诉我，这正是我要寻找的课程。

我是两个双胞胎男孩的妈妈，从他们出生到一岁，我一直在被孩子的各种小病小情困扰着。孩子一生病，家里所有人都乱了方寸，一片紧张焦虑的情绪。孩子太小，不想去医院，于是我开始尝试各种方法，试图自己来解决问题，例如海外代购多种维生素补充剂、香港采购小儿常用中成药、尽可能吃我认为对孩子有益的生态食品……

来到当归的课堂，我才知道，我的大部分做法都与中医的理念相悖，这也是我自己的办法一直不奏效的原因。

虽然在当归学习的时间只有短短四天，但是这彻底改变了我的生活轨迹。因为被中医的理念深深打动，我决定离开工作了14年的企业，加入到推广中医、传播中医的行列里。于是我成了当归中医学堂的合伙人，开始了我真正以中医为事业的旅程。

加入当归以后，我做的第一个决定，就是把当初打动我、后来改变我的这个课程传递给千千万万个妈妈。为了使课程的普及更加方便，我们特意请高亮老师把其中发烧的部分精简成了三个小时的公开课。

高亮老师和另外几位优秀的中医老师，和我们一起来到全国十几个城市，在数百场的讲座上，让上万名妈妈接触到中医育儿的理念，开始用中医的知识来养育自己的孩子。

高亮老师非常幽默风趣，同时也很认真严谨。在备课的时候，就把每一句课上要讲给同学们的话写了下来，这也是这本书的雏形。生动的案例、清晰的思路、完善的体系，使得这门课程深受欢迎。再经过数次的修改、审编，这本书终于完成了。

有了这么好的学习资料，我真心希望，每一位妈妈都可以和当归的同学们一样，再也不为孩子的健康而焦虑紧张。有了中医理念的指导，我们的孩子一定可以健康快乐地长大。

当归同学会会长

2015年3月10日

良医不废外治，外治同于内治

中医儿科是中医学的一部分，随着中医学发展而逐渐形成专科。史记载扁鹊秦越人入咸阳，闻其保赤之心，即为小儿医。隋唐以降，《诸病源候论》《千金要方》《外台秘要》等书亦有专门篇章论述儿科。其间除《颅囟经》外，大部分儿科专著散佚无存。至唐代，规定医学生分科学习，设有小儿专科，学制五年。此后，宋代钱仲阳著《小儿药证直诀》，明代有薛铠、万全、王肯堂，清代有夏鼎，陈复正等擅治儿科疾病的医生，他们总结了丰富的实践经验，儿科著作渐多，但部分著作流传不广，难以普及。新中国建立至今，中医儿科研究受到了更大的重视，现代中医学者将中医基础理论和儿科临证经验相结合，创立了独具特色的中医儿科学。当前，国家对儿童医疗保健工作非常重视，本书就是在这种情况下应时而出，承前启后的一部儿科科普著作。

小儿正处在生长发育的特殊阶段，与成人在生理、病理上有着明显差别。婴幼儿口不能言，无法说清楚病情，故古人称儿科为"哑科"。又，小儿脏腑娇嫩，疾病传变迅速，这也在无形中增加了儿科疾病诊治的难度。本书论治小儿常见发烧病证深入浅出，不仅论述了防治小儿发烧的一般规律，还针对小儿的特殊体质，选择了一些特殊的退热方法，尤其是一些外治法很有特色，正所谓："良医不废外治"。孩子发烧后，各位患儿家长只需手法稳定，穴位准确，用推拿等方法治疗的发烧往往可以获得很好的疗效。同时，"外治同于内治"，书中还针对小儿发烧的常见证型，特别介绍了一些简单的食疗小方或中成药，力求味淡易服，量少效宏。总而言之，本书所载方法，无论外治还是内治，退热思路都特别重视小儿的胃气，力求做到补而不壅滞，攻而不伤正。

　　作者高亮医生是我的学生，他具有扎实的中医功底，且尤其擅长儿科，临床疗效显著。如今，他写成《孩子发烧怎么办》一书，不仅为广大家长提供了一本从实用出发、解决小儿发烧问题的防治指南，也可供儿科专业医生参考，可谓普及与提高兼备。我在临床上对儿科疾病也很感兴趣，但没有什么心得，现将阅读本书的点滴感受记下，不敢称序，谨表祝贺之忱。

黑龙江中医药大学　井壁牛

2015年3月10日

希望家长能对孩子发烧
有一个更加理性的认识

2012 年初，当归中医学堂"中医育儿在路上"全国公益巡讲开讲，为了防止临场忘词，我把要讲的内容一字一句地都写到了 PPT 的备注里。然而，当真正开始讲的时候，却发现根本看不到备注。后来，学堂的同仁们把这些备注文字和 PPT 图片制作成了 PDF 图文在微博上传播，引起了较大的反响。

2014 年夏，当归中医学堂协同北京市朝阳区卫生局发起"中医育儿朝阳街乡行"活动，这些内容又被整理成了一本小册子，作为讲座教材发放给前来听讲的朋友。入秋后，著名中医出版人马松先生来当归做客，看到"街乡行"的小册子后，提议重新修改增辑、编撰整理，于是就有了我们现在这本书。

本书从中医角度系统介绍了孩子的生理、病理特点，以及如何根据这些特点，更好地喂养孩子。同时，着重探讨了孩子常见的风寒、风热、积食等典型发烧及寒包火、寒湿、湿温等非典型发烧的中医理念，以及如何运用小儿推拿或简单的中成药来治疗这些发烧的方法。在书的最后一章，又与大家一起讨论了"如何才能让孩子不发烧"这一问题。相信大家在读完全书后，能从中医角度对孩子最常见的疾病——发烧，有一个更加理性的认识。

因学识与经验有限，书中不足之处在所难免，如有疏漏，欢迎广大中医同仁及读者朋友们不吝指正，谢谢。

高亮

2015年3月7日

|目录| CONTENTS

第①章
让孩子不发烧的智慧

1. 有多少父母知道孩子的生理、病理特点 2

  孩子的生理特点之一："脏腑娇嫩、形气未充" 2

  孩子的生理特点之二："生机蓬勃、发育迅速" 4

  孩子的病理特点之一："发病容易、传变迅速" 5

  孩子的病理特点之二："脏气清灵、易趋康复" 5

2. 只有知道孩子的生理、病理特点才能养好孩子 7

  别让孩子吃那么多 7

  别给孩子穿多了 8

  孩子想睡就让他睡 8

3. 孩子发烧，找西医还是中医治 10

  孩子为什么会发烧 10

  西医是怎么治疗发烧的 10

  中医是怎么治疗发烧的 12

第2章

孩子发烧家长不可不知的事

1. 孩子发烧是好事还是坏事 16

2. 什么样的发烧不用担心：生理性发热 18

3. 什么样的发烧要找大夫 20

　　低烧不退，精神萎靡 20

　　精神亢奋，角弓反张 21

　　高烧不退，引发肺炎 22

4. 治疗孩子发烧最重要的是辨对证 24

　　什么是"辨证" 24

　　给孩子治病，"辨证"难吗 25

第3章

孩子发烧，什么治法立竿见影

1. 为什么每位家长都应该学一学小儿推拿 28

2. 小儿推拿有哪些独特优势 30

　　疗效确切 30

　　简单易学 32

　　安全可靠 32

　　经济实惠 32

　　绿色环保 32

3. 孩子身上自有哪些特效大穴 33

4. 家长推拿孩子特效穴位的常用手法 38

5. 给孩子推拿前，家长一定要准备好什么 43

　　给孩子推拿时要准备的常用介质 43

　　给孩子推拿的速度和时间 44

　　什么样的情况不能给孩子推拿 45

6. 给孩子推拿时要注意什么 46

第 4 章

孩子风寒发烧怎么办

1. 为什么孩子会风寒发烧 50

2. 家长如何判断孩子是否为风寒发烧 52

　　清鼻涕、清稀痰 52

　　淡红舌 53

　　不出汗 55

3. 治疗孩子风寒发烧的食疗方：葱姜豆豉汤 57

4. 孩子发烧了，不能吃什么 61

　　禁吃生冷食物 61

　　禁吃黏性、滑性等难以消化的食物 62

　　禁吃各种肉类、面食 62

　　禁食五辛 63

　　禁吃含有酒精的食物 63

　　禁吃臭豆腐、过期食品等气味臭秽的食物 63

5. 治疗孩子风寒发烧的推拿手法 65

　　平肝清肺 65

清天河水 66

揉一窝风 66

拿列缺 67

第 5 章
孩子风热发烧怎么办

1. 为什么孩子会风热发烧 72

2. 家长如何判断孩子是否为风热发烧 73

黄浊涕、黄黏痰 73

红舌、淡黄苔或黄苔 74

咽喉、扁桃体、淋巴结发红，甚至肿痛 74

微有汗 75

3. 治疗孩子风热发烧的食疗方：菊薄豆豉汤 77

4. 治疗孩子风热发烧的推拿手法 79

平肝清肺 79

退六腑 80

提捏大椎 81

第 6 章
孩子积食发烧怎么办

1. 为什么孩子会积食发烧 84

2. 家长如何判断孩子是否为积食发烧 86

不想吃、肚子胀 86

口中异味、舌红苔厚（黄）..................................86

大便不调、睡卧不宁..................................88

3. 治疗孩子积食发烧的食疗方：山楂陈皮大麦汤..................92

4. 治疗孩子积食发烧的中成药推荐..................95

大山楂丸..................................95

保和丸..................................96

5. 治疗孩子积食发烧的推拿手法..................98

运八卦..................................98

清脾胃..................................99

退六腑..................................100

清大肠..................................101

第7章

孩子夹惊发烧怎么办

1. 为什么孩子会夹惊发烧..................104

2. 家长如何判断孩子是否为夹惊发烧..................105

哭闹不安..................................105

睡中惊醒..................................105

手足抽动..................................106

3. 治疗孩子夹惊发烧的外用疗法：菊花枕..................107

4. 治疗孩子夹惊发烧的推拿手法..................108

平肝（加重）清肺..................................108

下取天河..................................109

揉小天心..................................110

第 8 章

孩子患其他类型的发烧怎么办

1. 孩子寒包火型发烧怎么办·····························114

    平肝清肺·······································115

    揉一窝风·······································115

    清天河水·······································116

    退六腑···116

    提捏大椎·······································117

    服用中成药麻杏甘石颗粒·························117

2. 孩子少阳发烧怎么办·······························118

    平肝清肺·······································119

    清天河水·······································120

    清补脾胃·······································120

    服用小柴胡颗粒·································121

3. 孩子寒湿发烧怎么办·······························122

    推上三关·······································123

    揉板门···124

    清补脾胃·······································124

    平肝清肺·······································125

    藿香正气水贴肚脐·······························125

4. 孩子湿温发烧怎么办·······························127

    揉板门···128

    平肝清肺·······································128

    清补脾胃·······································129

清天河水 129

用小柴胡颗粒、藿香正气水给孩子贴肚脐 130

5. 孩子营卫不和型发烧怎么办 131

推上三关 132

揉一窝风 132

平肝清肺 133

清天河水 133

服用桂枝颗粒 134

6. 孩子阳虚发烧怎么办 135

推上三关 136

揉一窝风 137

平肝清肺 137

服用麻黄细辛附子颗粒 138

7. 孩子气虚发烧怎么办 139

补脾经 140

揉一窝风 140

平肝清肺 141

清天河水 141

服用玉屏风颗粒 142

第9章
家长怎么做才能让孩子不发烧

1. "如何让孩子不生病"比"生病后如何治"更重要 144

2. 善于抓住孩子最易被忽略的发烧初期小征兆 146

家长要注意孩子打喷嚏 146

家长要注意孩子鼻塞...........................148

家长要注意孩子流鼻涕.........................149

家长要注意孩子手脚凉.........................150

3. 让孩子不发烧的至简之道：温经通络...................151

温通大椎穴.................................151

紫苏叶煮水喝或泡脚、泡澡.....................152

4. 让孩子不发烧，切记"虚邪贼风，避之有时".............153

后记　穿衣吃饭都是道.........................154

附录　受益家长真情反馈.......................155

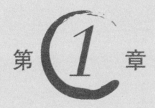

第1章

让孩子不发烧的智慧

孩子发烧了，在家长的观念里，可能会有这样的印象：一瓶点滴下去，很快就能退烧，而用中医的方法却可能见效很慢。事实真的是这样吗？

从临床上来看，很多发烧的孩子，打过点滴后，烧虽然退了，但却变得"蔫儿"，或者一停点滴，便又烧了起来，更不用说还有反复打点滴也退不了烧的情况。

事实上，很多中医疗法，特别是中医外治疗法，不仅安全，而且起效也很快，最重要的是，孩子烧退后，不仅不会变"蔫儿"，还不容易反复发烧。这是为什么呢？

1 有多少父母知道 孩子的生理、病理特点

在讨论孩子发烧的问题前，我们先来了解一下孩子的生理、病理特点。

◎ 孩子的生理特点之一："脏腑娇嫩、形气未充"

什么是"脏腑娇嫩"

孩子出生之后，脏腑尚未发育完全，就像小禾苗一样，刚刚长出了头，非常"娇嫩"，一有什么风吹草动，便很容易伤到脏腑。

比如说，孩子穿太多出汗后感受风寒、风热等邪气，肺就容易受到损伤，表现为发烧、鼻塞、流涕、咽肿、咳嗽等症状。

又比如，给孩子吃得太多，形成食积，他的脾胃就容易受到损伤，从而表现为肚子胀、不爱吃饭（腹胀纳呆）、打嗝有腐臭味、胃里泛酸水（嗳腐吞酸）及口中有异味等症状。

所以，古人说："若要小儿安，三分饥与寒"。

什么是"形气未充"

指孩子的形体与脏腑功能并不像成年人那么充实强壮。如果天气突然变化，或者吃得太多，我们大人尚可以很好地调节适应，但孩子就不一定了，一不注意，就容易生病。

孩子五脏的特点："肺脾肾不足，心肝有余"

在清代著名的中医学巨著《医宗金鉴·幼科心法要诀》中，记载了孩子的五脏特点，叫作"三不足，两有余"，即"肺脾肾不足，心肝有余"。

这本书里有一首诗叫《小儿五脏歌》，是这样写的："五脏之中肝有余，脾常不足肾常虚，心火为热同肝论，娇肺遭伤不易愈"。

什么是"五脏之中肝有余"

前面我们说过了，孩子仿佛初春的小草，生长得特别快。为什么？因为其五脏之中，恰好肝是属木的，就像小草一样，主生长升发（中医讲阴阳五行，以五行对应五脏）。想一想，经过十月怀胎，孩子来到这个世界，就好比草籽蓄积了一整个冬天的能量变成小草，又借助春天大自然欣欣向荣、旺盛的生命力快速生长。这种旺盛的生长之气，主要归功于肝。同样，如若生长力太过旺盛而致亢盛有余，也应当责之于肝。所以我们说，孩子"五脏之中肝有余"。

什么是"脾常不足"

作为孩子来说，他的脾胃运化功能还不健全，如果父母没有控制好孩子的饮食，就容易让他"奶积"或"食积"，而"奶积"或"食积"，恰恰是诱发孩子感冒，或导致感冒加重，或使孩子反复感冒的重要原因。

还是那句话，"若要小儿安，三分饥与寒"。对孩子来讲，节制饮食，本身就是祛病良方。

说到给孩子节制饮食，有的家长就会担心：孩子会不会营养不良啊？

事实上，在喂养孩子的过程中，家长最应该担心的问题不应当是营养不良，而是营养过剩。

我们平时给孩子吃的食物，只有孩子能够运化吸收的，才叫营养，如果不能运化吸收，形成"奶积"或"食积"，那就是生病的祸根。这个问题在下文会展开来讲，请家长们注意。

什么是"肾常虚"和"心火为热同肝论"

中医认为，五脏与五行、阴阳是相对的，肾属水、属阴，心属火、属阳。孩子出生之后，肾精（阴）虽然充足，但因孩子生长发育（阳）迅速，相比之下，就会形成"阳有余而阴不足"的状态。具体表现就是孩子的骨骼比较柔软，第二性征也未出现，却经常容易出现口舌生疮、小便黄赤等心火旺盛的症状。

什么是"娇肺遭伤不易愈"

这是《小儿五脏歌》中涉及孩子发烧最重要的一句话。

中医认为，"肺为娇脏"，娇，就是娇嫩、容易受伤的意思。孩子的脏腑本来就娇嫩，所以，肺作为本就娇嫩的脏腑中最为娇嫩的一个，在感受风寒、风热等邪气后，感冒就更不容易痊愈了。

❤ 孩子的生理特点之二："生机蓬勃、发育迅速"

我们知道，初春时节，小草、小禾苗刚生长出来，长得特别快，今天见它是这样，明天可能就是另外一个样子了，其实，孩子也是这样。

唐代儿科专著《颅囟经》中提出，孩子是"纯阳"之体，生机蓬勃、发育迅速，就像"旭日之初升，草木之方萌"。

什么意思呢？

可能大家都看过日出，不管是在海边、草原上，还是在山上，日出都是非常快的。五分钟之前，太阳还没有露头，但没一会儿，它就爬起来、升上去了，这就是所谓的"蒸蒸日上"——"旭日之初升"。

至于"草木之方萌"，"萌"，就是春天小草刚长出来的状态。小草刚长出来，你今天见它才露个尖尖角，明天见它就长到 3 厘米高了，再过两天，可能就有半尺了，是谓"欣欣向荣"。

孩子的生长发育过程，就和初升的旭日、方萌的小草一样，"生机蓬勃、发育迅速"，这是孩子的第二个生理特点。

谈完孩子的生理特点，接下来我们谈谈孩子的病理特点。

❤ 孩子的病理特点之一："发病容易、传变迅速"

因为孩子有"脏腑娇嫩、形气未充"的生理特点，所以一旦生病，就容易表现出"发病容易、传变迅速"的病理特点。（编者注：传变，中医学中指病邪或病变的传移、演变，最早见于《黄帝内经》。）

《温病条辨·解儿难》中说，小儿"邪气之来也，势如奔马；其传变也，急如掣电"。就是说孩子感受邪气发病，就像马奔跑起来那么快；而传变起来，又像闪电一样迅疾。总之，很容易发生变化。

这是因为孩子对外邪的抵抗能力较差，加之"寒暖不能自调，乳食不会自节"，因此，"在外易为邪气所侵，在内易为乳食所伤"。同时，孩子在疾病发生的过程当中，又很容易发生传变转化，主要表现为"易虚易实，易寒易热"。

比如，一个小时前，孩子是不出汗、高烧不退的状态，但可能一个小时后就大汗淋漓，甚至变"蔫儿"了；或者他上午还是发烧、咳嗽、痰白的风寒感冒，下午就变成咳嗽加重、痰黄量多的风热感冒了。这些都是"发病容易、传变迅速""易虚易实，易寒易热"的表现。

❤ 孩子的病理特点之二："脏气清灵、易趋康复"

虽然孩子有"发病容易、传变迅速"的病理特点，但家长们也不必太过担心，因为孩子生病后同时还具有"脏气清灵、易趋康复"的特点。

孩子和成人不一样，成人经过社会与自然环境中风风雨雨的多年浸染，身体里多数都已有了很多痰湿、湿热、瘀血等"垃圾"，甚至内心也有了不少"污浊"的想法，这些都会影响身体脏气的清灵通达，导致生病后痊愈的过程较慢。

而孩子就不一样了，并未受到那么多各种各样的"污染"，从内到外，就好比一块璞玉，元气本就充足，脏气也非常轻灵，所以感受邪气生病后，正气可以很好地调动起来祛除邪气，从而趋于康复。

这就是为什么临床上给孩子开的方子，虽然药味和药量都很轻，却很容易起效，甚至推一推手指上的穴位，就能治疗很多疾病的原因。

2 只有知道孩子的生理、病理特点才能养好孩子

❤ 别让孩子吃那么多

前面说过了，给孩子吃得太多，就容易形成食积，而食积是引起孩子发烧最重要的原因之一，至于为什么，在第6章里我们会详细展开来讲。

特别提醒家长，别给孩子吃太多的水果，尤其是凉性的水果，而所谓凉性，指水果本身具有的性质，并不单指放在冰箱里的。因为，孩子"脏腑娇嫩、形气未充"，就像初升的太阳，阳气本来就比较弱——"少阳之体"（与前面提到的"纯阳之体"并列共存，即孩子的阳气虽然旺盛，但也很容易受伤），再多吃凉性的水果就很容易折损阳气。

阳气是什么？是太阳升起来照耀万物的温暖之气。草木要生长，就要吸收春天温暖的阳气，孩子也是一样。总而言之，阳气就是生生不息之气，能让人正常生长且不生病的正气。

若生冷瓜果吃得太多，孩子的阳气就会受伤，邪气就很容易乘虚而入，从而导致各种疾病（尤其是发烧、咳嗽）的发生。

有人问，如果把生冷瓜果煮熟了吃，还会伤阳气吗？

答案是肯定的。

因为瓜果煮熟后，只是温度发生了明显的变化，但其寒凉的性质却并没有改变多少。

《黄帝内经》里说:"五谷为养,五果为助,五畜为益,五菜为充",可见,古人早就提倡,用五谷杂粮以养人、用各种水果以辅助、用各种肉类以补益、用各种蔬菜以充实的饮食结构,所以家长还是以少给孩子吃水果为妙。

❤ 别给孩子穿多了

孩子为什么"生机蓬勃、发育迅速"?就是因为他的阳气非常充足。但是阳气过盛也不好,比如给孩子穿得太多,孩子本来就旺盛的阳气便会越积越多,轻者容易捂出痱子,重者就会导致诸如感冒、上火等其他问题。

过去的孩子都穿开裆裤,大多身体健康,不容易生病。而现在的孩子就不一样了,小一点儿的孩子整天穿着纸尿裤,大一点儿的也包得严严实实的,却三天两头就感冒,为什么呢?

古人说:"小儿屁股上三把火",因为他的阳气旺盛,所以穿着开裆裤去外面也不觉得冷,还跑得特别欢。反倒是现在给孩子穿得很多,让他多余的阳气无法宣泄,从而生出包括感冒、上火等在内的多种毛病,其实,这都是"爱出来的病"。

还是那句话,"若要小儿安,三分饥与寒",老祖宗,要听!

❤ 孩子想睡就让他睡

对于孩子来讲,除了吃穿问题,最重要的就是睡觉了。

中医主张让孩子想睡就睡。一般情况下,每天晚上九点左右就可以让孩子上床了,虽然他第二天可能醒得比较早,但只要睡够了就行。

一定要让孩子保持充足的睡眠,这对孩子的生长发育非常重要。有的孩子长不高,就是因为睡眠不充足,尤其是小学生,该长个子的时候不长，很大程度上就是每天熬夜写作业造成的。

《黄帝内经》讲："阳入于阴则寐"，意思是只有阳气进入到阴气里面，把它包裹住了，人才能够睡着。孩子还在长身体，如果总是睡不好，时间长了，就会影响孩子的生长发育，这个问题一定要引起大家的重视。

就拿写作业来说，宁肯作业写不完，也不宜让孩子熬夜——"输在起点，赢在终点"，总好过"赢在起点，输在终点"。当然，若能提高效率、迅速完成，或早点入睡、早起完成，就更好了。

3 孩子发烧，找西医还是中医治

❤ 孩子为什么会发烧

如果不按孩子的生理、病理特点去照顾孩子，孩子就很容易发烧。那么，请大家思考一个问题，那就是：孩子为什么会发烧？

中医认为，所谓发烧，多数是因为有邪气（如西医学所说的病毒、细菌、支原体、衣原体等，都属于邪气）侵袭人体。此时，人体的正气（抵抗力）便要奋起与之抗争，于是，在肌表（皮肤）打得热火朝天，这个热火朝天的状态，就是发烧。

从这个意义上讲，孩子发烧和成人发烧的机理是一样的，而以下我谈到的关于孩子发烧的所有理念，也都适用于成人。

可以给发烧做一个形象的比喻：如果把人体比作我们的国家，当有侵略者（邪气）来犯时，肯定不能直接进入内地，而是会被守在边防的战士们（正气）给挡住，在边界线上（肌表）展开激烈的战斗（发烧）。

明白孩子为什么会发烧后，怎么去治疗发烧呢？

❤ 西医是怎么治疗发烧的

在讨论中医怎么治疗发烧之前，我们先站在西医学的角度看看西医是怎么治疗发烧的。

既然邪气和正气打得热火朝天会导致发烧，那么，不让它们打不就不会发烧了吗？所以，西医学治疗发烧的通常方法大致有如下几个步骤：

　　先吃退烧药。

　　大家都知道，吃了退烧药会出很多汗，通过大量出汗，把病毒等邪气都从皮肤就近排出，邪气排出去，不与正气战斗了，人自然就不发烧了。

　　但这里有一个问题，那就是大量出汗虽然能把邪气排出去，但同时也会把身体里的养分（正气）带走一部分，尤其是分布在肌表起固护、保卫作用的"正气（又称卫气）"，往往更加亏虚。这时，若孩子再稍微着点儿风，很快就会重新再烧起来。这就是为什么不同的孩子感冒后吃了同样的退烧药，有时候就退烧了，有时候却容易反复的原因。

　　如果吃退烧药没有效果，还是烧得比较厉害，怎么办？按照（我们国家流行的）西医学理论，这时就要给孩子吃抗生素或者打点滴了。

　　想必大家都知道，抗生素或点滴对身体（特别是孩子的身体）的危害是很大的，尤其是打点滴。

　　试想，把大量寒凉的药液通过静脉输入血液，就好比正邪双方正打得热火朝天的时候，突然被泼了一桶凉水，烧是暂时被扑下去了，但随着输液进入身体的大量寒湿却留在了体内，不容易排出了。

　　如果还是用打仗来做比喻，就如同我们的边防战士正在和外来侵略者浴血奋战，这时头上突然一颗原子弹掉了下来，此时所有的人都会一同被毁灭……这个比喻虽然有些夸张，但背后的道理却值得我们家长深思。

　　大家可能都有这样的感触，发烧了，通过吃退烧药、输液后，虽然看上去烧退了，但人却变得特别"蔫儿"，甚至好几天也缓不过来，尤其是孩子，受到的伤害更大。

我在临床上经常见到输液后的孩子，大多都是脸色晦暗无光，就是因为通过输液进入身体里的寒湿伤了孩子的阳气，使气血不能正常荣润面部所致。至于其他并不能一眼就看到的伤害就更多了，大家可以查找一下关于"滥用抗生素"或"输液的危害"的各方面资料，这里就不细说了。

♥ 中医是怎么治疗发烧的

事实上，很多中医疗法，特别是中医外治疗法，不仅安全，而且起效也很快，最重要的是，孩子退烧后，不仅不会变"蔫儿"，还不容易反复发烧。这是为什么呢？

众所周知，中医治本，是根据疾病产生的原因，从根本上进行辨证施治。譬如救火，不必一见到火苗，便用凉水一顿狂浇，而是要找到"原发起火点"——"火根"。"火根"得治，则火苗自灭。

"真传一句话，假传万卷书。"接下来，我们就围绕这句话，谈谈"孩子发烧怎么办"这个话题。

那么，中医是怎么治疗孩子发烧呢？

简而言之，不管是通过食疗、喝中药，还是小儿推拿，抑或是泡澡、泡脚、贴腹等方法，中医治疗发烧，都是通过这些由外而来的援兵，帮助孩子的正气把邪气赶出去（即中医常说的"扶正祛邪"），邪气被赶出去，不能和正气战斗了，自然就不发烧了。

这叫"正胜邪退"，正气获胜了，邪气自然就退了。

实际上，从某种意义上讲，治病和打仗的道理是一样的，把外敌赶走了，国家自然就安稳；把邪气祛除，身体就不会生病。更重要的是，通过中医的方法治疗之后，我们边防的力量也得到了加固，身体的正气也会更足，下次邪气想进也进不来了。

所以中医治疗一般都有三个特点：一是见效快，二是不伤身体，三是治好后不会反复。

我有位朋友，是上市公司的老总，我们还没有认识的时候，有一天，他的孩子发烧、咳嗽，于是，他就赶紧带着孩子去某西医院看病。排队、挂号、做检查等种种麻烦、劳累就不说了，大夫拿到检查报告后，对他说："给孩子输液吧。"我这朋友从事网络工作，在网上看到过很多关于输液危害的文章，他知道"生病后，能输液好的就不手术，能打针好的就不输液，能吃药好的最好连针也不打"的道理。于是，他跟大夫商量："不输液只吃药行不行？"最后，大夫根据检查报告和自己的判断，给孩子开了几百元钱的药，用装水果的网兜装了整整一兜。

拎着一网兜的药，我这朋友思前想后，总觉得这么小的孩子，仅仅因为发烧、咳嗽，就吃这么大一兜子药，有必要吗？这个时候，他想起了中医，于是抱着试一试的态度，去找我们另一个中医同行，开了三服汤药。

结果，第一服药汤药还没吃完（本来应该吃三顿，只吃了两顿），孩子的烧就退了，也不咳嗽了——三服药总共只花了二十来块钱。而且最重要的是，孩子感冒好了以后，一点儿都不"蔫儿"，活蹦乱跳的。

大家想想，要是孩子把这一网兜的药都吃下去，会有什么后果呢？我们成年人吃这么多药，不伤身也得伤胃了，更何况脏腑娇嫩的孩子呢？

讲这个故事，不是为了说明中医、西医孰好孰坏，而是为了让大家明白，在发烧的治疗上，中医是有独特优势的，而用中医疗法治疗孩子的发烧，尤其适合我们中国家庭。

不可否认，目前的西医学在治疗某些疾病，比如小儿肺炎喘嗽上，是很有优势的。

但是有一个前提，这个"肺炎"是因为单纯的肺中火盛，"火上加火"，而不能夹有湿邪。如果夹有湿邪，抗生素的效果就不会太好，若打点滴，前面我们曾说过，会令湿邪继续加重，更伤孩子的阳气，反而得不偿失。至于阳气本就虚弱的孩子，就更不用说了。

前段时间，安徽省卫生计生委公布了《不需要输液的53种疾病》，其中就包括"病程在3天以内，体温在38℃以下，且精神状态良好"的小儿上呼吸道感染。这个统计比较客观，大家可以参考。

与西医学相比，中医的优势就是有针对性地辨证施治——有表寒，我们就祛表寒；有内热，我们就清内热；湿气盛，我们就利湿气；阳气虚，我们就温阳气。总之，要有针对性地帮助孩子本身的正气，把邪气给赶出去，所以效果更好，也更迅速。

第 2 章

孩子发烧
家长不可不知的事

前面我们探讨了孩子的生理、病理特点以及关于孩子发烧的一些基本理念，接下来，我们要聊聊关于孩子发烧，大家不可不知的一些事。

1 孩子发烧是好事还是坏事

在做"中医育儿在路上全国巡讲"时，作为开场白，我一般都问大家这样一个问题："大家觉得孩子发烧是好事还是坏事？"多数时候，话音一落，台下便炸开了锅："发烧怎么能是好事呢？""不是好事""坏事！""坏事！"……

那么，孩子发烧到底是好事还是坏事呢？

要想弄清楚这个问题，我们得先回忆一下孩子为什么会发烧。

在第一章里我们讲过，发烧，是因为有邪气侵袭人体，人体的正气奋起与之在肌表进行抗争，正气要把邪气赶出去，邪气不想出去，打得热火朝天，所以就发烧了。

从这个意义上讲，发烧和咳嗽、拉肚子一样，都是人体正气和外来邪气做斗争的一个表现，并没有什么可怕的。并且，一般的情况是：邪气越盛，正气越足，抗邪的能力就越积极，烧得也就越高。

就好比我们的国家强盛，国防自然固若金汤，如果有敌人要来侵犯，我们就会从容奋战，拒敌于国门之外。

反过来，如果我们的国力衰微，国防不堪一击，侵略者便可直接突破边境长驱直入，边境上基本不会发生抵抗日久的壮烈之战。

请大家注意观察我们周边的这样一个现象：一般中老年人发烧，

多数都是低烧（38.5℃以下），而儿童或者青少年发烧，则往往都是高烧（38.5℃以上），这是为什么呢？

就是因为孩子和年轻人的正气更加充足，抵抗外邪的能力也更加强大。

所以，**发高烧是人体正气充足、抗邪能力强的表现**，从这个意义上讲，绝对是好事，大可不必见烧就乱、逢烧就慌。

但是，总体上来说，发烧是好事还是坏事呢？

答案是：不一定。

为什么这么说呢？

中国文化讲求"中"，而中医作为中国文化的一部分，讲求的也是一个"中"。什么是"中"？无太过，无不及，是谓"中"。

因此，我们知道，身体虚弱、抵抗力差、正气不足的人烧不起来，这固然不好。但是，如果烧得太高、太厉害，也不一定是好事，可能会产生许多并发症（详见本章第3节）。

2 什么样的发烧不用担心：
生理性发热

　　虽说发烧不一定是好事，但对于孩子来讲，有一种发烧却不用去管，那就是"生理性发热"。

　　早在唐宋时期，古代医家们就已经在医书中记载了孩子这种生理性发热的现象，并给这种现象取了个形象的名字，叫作"变蒸"——换成现在通俗的说法，就是"生长热"。

　　我们说过，孩子就像初升的旭日、初春的小草一样，蒸蒸日上、欣欣向荣，生长得特别快。而植物在生长过程中有一个过程叫作"拔节"，即每到一个节点上，就会有一些变化，孩子也是一样。

　　为什么会发热呢？因为孩子体内的阳气要从原来的水平跨越到下一个阶段。

　　一般认为，孩子从出生以后，32 天一"变"，64 天一"蒸"，伴随着"变蒸"而出现的，就是"生理性发热"。

　　一般来讲，孩子变蒸的持续时间不会太长，大多都在一天或者一天半，很快就过去了，而且烧的温度也不会太高，一般不超过 38℃，并且不伴随咳嗽、流鼻涕、手脚凉等其他症状——除了体温高一点儿、耳朵和屁股稍凉、上唇内出现一个鱼眼大小的白色"变蒸小珠"外，孩子还是该吃吃，该睡睡，该玩儿玩儿，和平时一样，什么事儿都没有。

这是生理性发热和发烧的鉴别要点，大家要注意。

这个时候，千万别给孩子吃抗生素或打点滴，以免伤了阳气。不用管它，自然而然就会好的。

3 什么样的发烧要找大夫

在学习用中医方法治疗孩子的疾病之前，家长首先一定要知道，什么样的情况是我们解决不了的。并不是说我们学了中医疗法后，就可以解决孩子的所有疾病，事实上，我们只能解决一小部分。所以，家长一定要清楚，什么样的发烧需要找大夫。

前面我们说了，一般的发烧，和咳嗽、拉肚子一样，只是一个普通的症状，并没有那么可怕，它证明孩子体内的正气充足。但如果孩子持续高烧不退，并伴有以下表现，就需要引起我们的注意了。

♥ 低烧不退，精神萎靡

孩子本来很活泼，但是发烧后，不仅体温一直不超过 38.5℃，而且精神也变得萎靡不振，躺在妈妈怀里不想动，也不想说话，眼皮也不抬，老是想睡觉，这说明孩子的阳气不够充足，跟邪气打仗的时候已处于劣势。这种情况，往往是因为孩子曾经打过点滴伤了阳气，或先天体质就比较弱所致。

比如说，有的老年人，每天都犯困，没有精神，有时你和他说着话，他就睡着了，这都是阳气不足的表现。

此时，应及时找大夫诊治，再用小儿推拿的"推上三关"，帮助孩子及时培补阳气。

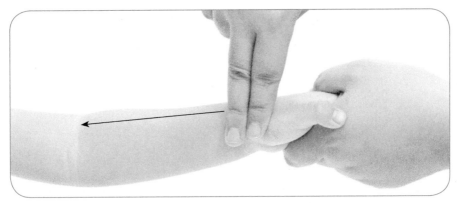

推上三关

❤ 精神亢奋，角弓反张

孩子本来很乖，但是发高烧后，突然变得烦躁不安，不停地哭闹，不好好吃饭，也不好好睡觉，甚至开始说胡话，出现这些情况，家长们就要特别注意了。

这个时候，孩子处于发烧所导致的亢奋状态，可能会引起"高烧惊厥"——前期表现为躺着蹬腿、坐立不安，如果治疗不及时，可能会导致"角弓反张"的现象，即头往后仰，后背向后挺，两脚绷直，就像一张反向张开的"弓"一样，也就是我们俗话说的"烧抽了"。

此时，必须及时找大夫诊治，不可拖延。在去找大夫的路上，可用掐人中、掐小天心穴等方法镇静安神以救急。

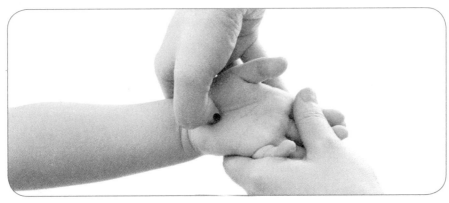

掐小天心

❤ 高烧不退，引发肺炎

说到肺炎，大家可能都认为这是一个西医学的名词，其实不是。

早在清代中医学著作《麻科活人全书》中，就已经记载了这一急症，不过名字更为具体，叫"肺炎喘嗽"，具体表现为：高烧不退、胸闷喘憋、剧烈咳嗽、呼吸急促、鼻翼翕动，甚至需要张口抬肩才能正常呼吸，同时，孩子的鼻腔也非常干燥，并伴有咳吐浓稠黄痰等症状。

我们现在所说的"肺炎"，是西医学传入中国后，因为翻译的原因，直接从"肺炎喘嗽"借用过来的。因此，并不是所有的发烧，都可能烧成"肺炎"；也不是所有的"肺炎"，都是"肺炎喘嗽"，这个大家应该了解。

"肺炎喘嗽"，是因为孩子肺里面的火实在太大了。大家从"炎"字上下是两个"火"中，便可见一斑。

如果孩子出现如上"肺炎喘嗽"的症状，要赶紧送孩子去医院，尽快请医生诊治。

当然，在送医院的途中，我们也可以一边观察病情，一边进行辅助救治。

如果孩子胸闷喘憋、咳吐黄痰的情况很严重，可以让孩子保持侧卧位，以防痰把气管堵塞导致孩子窒息。同时，针对高烧不退，肺中火盛等情况，可在去医院的路上用"平肝清肺""退六腑""下取天河"等方法救急。

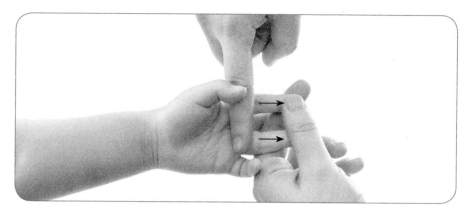

平肝清肺

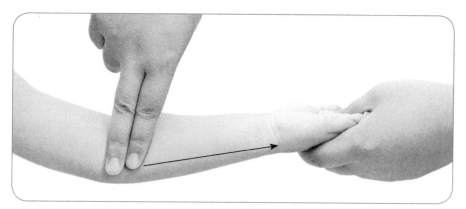

退六腑

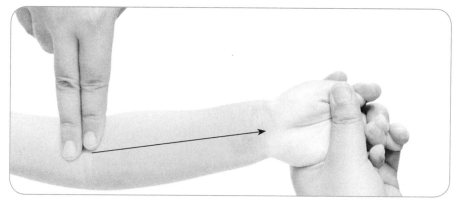

下取天河

4 治疗孩子发烧最重要的是辨对证

♥ 什么是"辨证"

在讲"辨证"之前，首先我们需要介绍两个概念，那就是"症"和"证"。

"辨证施治"在前文已经说过了，另外还有一个词，叫"对症下药"。那么"症"和"证"，究竟有什么区别呢？

什么是"症"

所谓"症"，就是指症状和体征，比如孩子发烧、咳嗽、流鼻涕，以及是否出汗、面色和舌象是否改变等，这些在孩子生病过程中出现的不适现象，都可以叫作"症"。

什么是"证"

"证"，是对孩子生病过程中某一阶段的病理概括，包括各种症状和体征。当然，这些症状和体征是按照一定的规律有机组合的。

比如，孩子发烧，同时伴有流清涕、清稀痰、淡红舌、不出汗等症状和体征，它们组合在一起，按中医的说法，就属于风寒表证——风寒，是对外来邪气性质的概括；表证，是对发病部位的描述。

又如，孩子发烧，又与流黄浊涕、吐黄黏痰以及舌头红、微有汗等症状和体征组合在一起，就属于风热表证。

总而言之，"证"就是把所有相关联的症状和体征有机地统摄起来。而"辨证"，就是对这些症状和体征进行全面考量并辨别的过程。

那么，为什么要"辨证"呢？只针对"症"来治疗行不行？

还是用我们前面的那个比喻：当我们国家遭到外来侵略者进犯时，我们必须及时准确地辨别、分析、判断敌人从什么方向来，有多少人，什么装备，善用什么样的战术，弱点是什么……唯其如此，才能准确制订出行之有效的抵御方案。如果不管三七二十一地一顿乱打，那赢得胜利的可能性就比较小，甚至很可能会失败。

治病也是一样。真正的中医，是有针对性地对疾病的症状进行辨证施治，因此才能取得良好的效果。

所以我们说，"辨证"，是中医治病的灵魂，也是取得疗效的保障。

❤ 给孩子治病，"辨证"难吗

孩子生病了，辨证难不难呢？其实一点儿都不难。

《黄帝内经》说："知其要者，一言而终；不知其要，流散无穷。"意思是说，任何事物，只要我们掌握了它的要点，一语就可以点破，如果没有掌握要点，那么说一万句也没有用。中医辨证也是一样，只要掌握诀窍，每个人都可以成为高手。

高手治病，疗效之快，犹如"揭竿去影"：太阳底下，把竿子一揭，影子刹那就没了。

如果把各种症状比作是"影子"，那么，辨证的过程，就是想办法找到这个"竿"。

比如风寒发烧，前面我讲过，是因为有风寒邪气侵入了人体，人体的正气奋起与之抗争，二者打得热火朝天，所以就发烧了。

相对于发烧这个"影子"，最重要的是要通过流清涕、清稀痰、淡红舌、不出汗等症状和体征，辨别并找到风寒这根"竿"，"竿"一去，烧自然就退了。

孩子其他类型发烧的辨证也可以以此类推，我们将从第4章开始进行详细介绍。

而在介绍孩子各种类型发烧的辨证要点之前，我们需要先了解一些关于"小儿推拿"的基本知识。

第 ③ 章

孩子发烧，
什么治法立竿见影

　　每个孩子在成长过程中，或多或少都会遇到一些小病小灾。此时，若把孩子的身体全部交给医院和药物，要耗费家长大量的精力、物力和时间，甚至还会治标不治本。如果家长能学习一些小儿推拿，便可省却很多不必要的麻烦，让孩子的身体真正强壮起来。

1 为什么每位家长
都应该学一学小儿推拿

　　小儿推拿的历史源远流长，在马王堆出土的西汉医书《五十二病方》中，就已经有了用推拿治疗小儿疾病的记载。唐代孙思邈的《千金药方》中，也记载了以膏摩（用药膏摩擦局部）来防治孩子感冒的方法。到了明清，关于小儿推拿的书籍就更多了。本书中所介绍的方法，主要是清代流传下来的"三字经派推拿"。

　　清光绪三年，弃商从医、精研医道的山东牟平人徐谦光在前人基础上结合自己的经验，著成《推拿三字经》一书，用三字一句的歌诀，详细介绍了各种疾病该怎样推拿、推多长时间、会有什么效果等。

　　20世纪90年代，山东名医李德修继承了徐谦光"三字经派推拿"的精华，并结合自己多年小儿推拿的经验，由门人赵镃秋整体梳理了小儿推拿系统，著成《幼科推拿三字经派求真》一书，发扬了"三字经派小儿推拿"。

　　李德修先生的临床经验丰富，运用小儿推拿治疗儿科疾病的疗效可靠。经过统计，在他的患者中，运用小儿推拿治疗发热的总有效率是94%；治疗急惊风（因发热而引起的小儿抽搐）的总有效率是96%；治疗小儿外感咳嗽的总有效率是99%；治疗小儿腹泻的总有效率是96%；治疗小儿厌食的总有效率是99%。

可见，"三字经派小儿推拿"的临床疗效是非常确切的。

每个孩子在成长过程中，或多或少都会遇到一些小病小灾。此时，若把孩子的身体全部交给医院和药物，要耗费家长大量的精力、物力和时间，甚至还会治标不治本。如果家长能学习一些小儿推拿，便可省却很多不必要的麻烦，让孩子的身体真正强壮起来。

2 小儿推拿有哪些独特优势

⚉ 疗效确切

下面举一个我运用"三字经派小儿推拿"治疗孩子发烧的医例。

有一次，一个妈妈带着孩子来找我看发烧。这个孩子在之前发烧的时候打过点滴，这之后，烧虽然退了，但孩子的脸色却变得有些偏暗，不像别的孩子那样脸蛋儿红扑扑的。孩子这次发烧，烧得虽然不高，但脸色更暗了，状态也非常"蔫儿"，而且不怎么出汗。

我看了看孩子的舌头，颜色偏淡，舌苔也是白的，再一把脉，脉象也偏沉，这时，我心里就有数了：这是因为上次输液后，伤了孩子的阳气，虽然还没有湿邪，但感受风寒之后，还是容易发烧，又因为孩子的阳气比较虚，所以表现出以上症状。

于是，我给孩子开了一个温阳气、散风寒的方子，并告诉家长回去后配合运用"三字经派小儿推拿"法，给孩子做"推上三关""平肝清肺""揉一窝风"等推拿手法。

后来这个妈妈向我反馈：回家后，她把药泡上，就开始按照我说的方法给孩子进行推拿。推了第一个穴位——上三关，大约10分钟，孩子就突然开始放屁，放了几个完全不臭的屁以后，出了一身汗，烧就退了，药也没来得及吃。她说："没想到小儿推拿的效果这么好。"

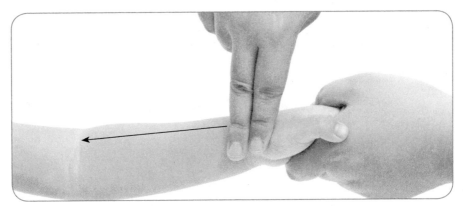

推上三关

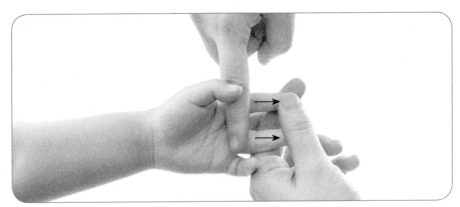

平肝清肺

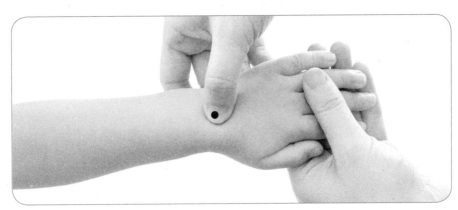

揉一窝风

❤ 简单易学

"三字经派小儿推拿"取穴少而精，手法也比较简单，易于掌握，特别是没有医学基础的家长也能学会。

笔者在临床上看儿科病时，除了给孩子开方外，还会顺便教家长们几个简单的对证穴位，就像上个例子中提到的一样，几分钟就能学会，有的时候，甚至不用给孩子吃药，仅用推拿病就痊愈了。

❤ 安全可靠

前文说过，孩子生病后，能输液好的就不必手术，能打针好的就不必输液，能吃药好的最好连针也不打。事实上，还有一句，那就是：能推拿好的最好连药也不吃。

为什么呢？

我们都知道，"是药三分毒"，对证的药尚且不能多吃，更不用说药不对证的情况了。小儿推拿是在辨证后，通过按摩推拿相应穴位而起效，没有药物参与，所以更加安全可靠。

❤ 经济实惠

小儿推拿在家里就能进行，除非是必须找大夫的情况，一般都不必去医院，能节省许多的人力、物力和时间，所以更加经济实惠，这是许多其他疗法所不可比拟的。

❤ 绿色环保

不管是吃药还是输液，都会产生不少医疗垃圾，但小儿推拿就不存在这方面问题，仅靠家长的一双手就能进行操作，非常绿色环保。

3 孩子身上自有哪些特效大穴

"三字经派小儿推拿"，无论男女，都只推左手。

天河水穴

掌面一侧的腕横纹到肘部这一段，为天河水穴，是清热的主要穴位，主要用于全身性的发热，孩子一般的发烧都可以推这个穴位。从掌面一侧腕横纹推到肘部，为"清天河水"，又名"小天河水"，清热的力量适中，一般的发烧这样推就可以；从肘部推到掌面一侧腕横纹，为"下取天河"，又名"大天河水"，清热的力量更大，一般在高烧时用。

六腑穴

从肘部靠近小拇指这一侧下推到小拇指侧腕横纹处，为退六腑，主要用于清脏腑之热，如发烧兼有肺热喘嗽，或脾胃食积化热等。

三关穴

从手腕靠近大拇指这一侧上推到肘部，为推上三关，具有温补阳气的作用，一般孩子发烧兼有阳气虚时，可以推上三关（即我在前文医例中治疗因打点滴而阳气虚的孩子所用穴位）。

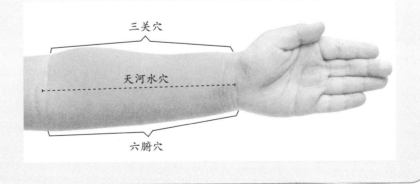

列缺穴

　　手腕大拇指根部和小拇指根部两侧，为列缺穴，有发汗散寒的作用，一般在风寒感冒取汗时使用。

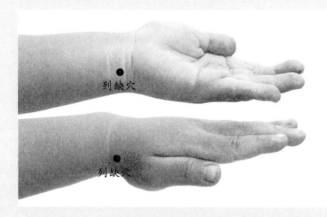

一窝风穴

　　手背腕部两筋中间凹陷处，为一窝风穴，有祛风散寒的作用，一般在风寒感冒时使用。

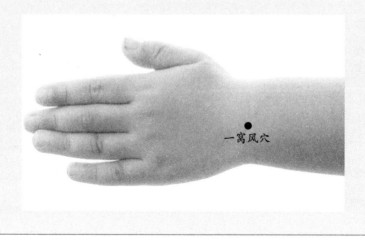

肝木穴

食指掌面一侧，为肝木穴，从根部推到指尖，为平肝。因小儿"五脏之中肝有余"，所以本穴宜清不宜补。

心火穴

中指掌面一侧，为心火穴，从根部推到指尖，为清心。因小儿"心火为热同肝论"，所以本穴和肝木穴一样，也是宜清不宜补。

肺金穴

无名指掌面一侧，为肺金穴。一般的发烧、咳嗽等，都归肺所管，可以推这个穴位。

肾水穴

小指掌面一侧，从指尖推到指根部，为肾水穴，因小儿"肾常虚"，所以本穴宜补不宜清。

八卦穴

手掌中间，以掌心内劳宫穴为圆心，以圆心到中指根部横纹2/3距离为半径画一个圆，为八卦穴，能够消食化积、化痰止咳。孩子出现食积、咳嗽有痰等情况，可以推这个穴位。

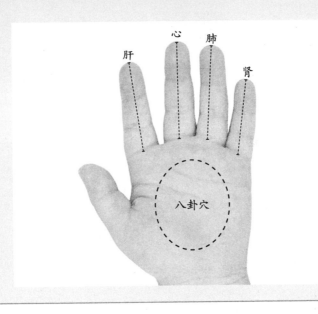

脾土穴

大拇指外侧，从指根部到指尖这一部分为脾土穴。孩子如出现食积、脾虚等脾的问题，可以推这个穴位。

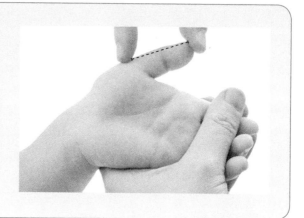

胃土穴

与脾土穴相连，靠近手腕部，即大鱼际到大拇指根部这一段，是胃土穴。孩子出现食积、呕吐等胃的问题，可以推这个穴位。

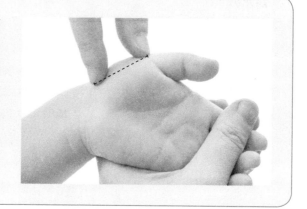

大肠穴

食指靠近虎口这一侧，是大肠穴。便秘、腹泻等大肠的问题，可以推这个穴位。

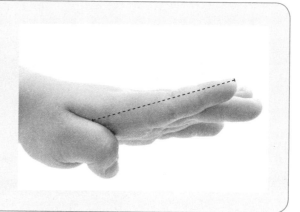

板门穴

手掌大鱼际中部有个小筋头，即板门穴，有化湿气、止呕吐、止泻的作用，孩子出现舌苔腻、呕吐、腹泻等情况，可以推这个穴位。

小天心穴

大鱼际与小鱼际的交汇处，手掌根部中间一点儿，为小天心穴，具有安神镇静的作用，孩子烦躁哭闹时，可以推这个穴位。

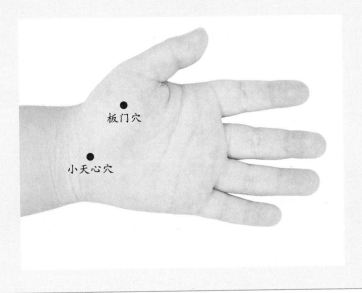

大椎穴

低头颈椎最高处为第七颈椎，第七颈椎下凹陷处即为大椎穴，是调节人体热量的重要穴位，风寒发烧初期或风热发烧都可使用。（详见第5章、第9章。）

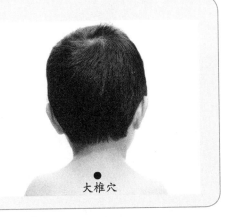

4 家长推拿孩子特效穴位的常用手法

小儿推拿的基本手法有"推、拿、揉、运、捣、掐、分、合"八法，除此之外，还有捏脊。

总的来讲，这些手法都要求"柔和均匀、持久有力、轻而不浮、快而不乱、平稳扎实、作用深透"。

推法： 拇指或食、中指靠拢，在选定的穴位上做直线推动，称为推法。要求在一条直线上向前推动，不可歪斜、弯曲，用力需轻柔均匀，不能忽快忽慢。推法又分补、泻、平补平泻三种手法，以推脾土穴为例，补法是由指尖推向指根（即朝向心方向推），泻法是由指根推向指尖（即朝离心方向推），平补平泻则指来回推摩。推法多用于肝木穴、肺金穴、脾土穴等线型穴位，推的方向不同，治疗作用也各不相同，除肝木穴、心火穴"宜清不宜补"，肾水穴"宜补不宜清"外，还有一个例外，那就是天河水穴，无论是朝离心方向推还是朝向心方向推，都是主清泻。

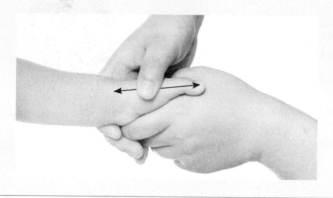

拿法： 以拇指与食指的螺纹面为着力点，适当拿住选定的穴位，一紧一松，反复增减用力，称为拿法，多用于列缺穴等点型穴位。这是比较刺激的手法之一，要求松紧适宜、刚柔相济。

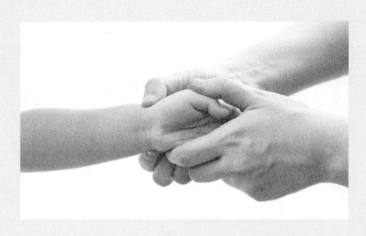

揉法： 用拇指或食指、中指的螺纹面或用鱼际、掌根，按某一个穴位或某部位做左右旋转揉动，称为揉法，多用于小天心穴等点型穴位。揉法要求用力要着实深透，不能只在表皮上摩擦。左揉主升，右揉主降，左揉右揉数应相同。

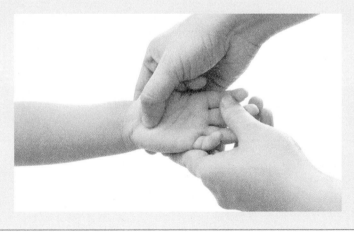

运法：拇指或食、中两指并拢，用螺纹面在穴位上做弧形或环形旋转，由一个穴推向另一个穴，如此反复操作，称为运法，多用于八卦（即内八卦）穴等面型穴位。

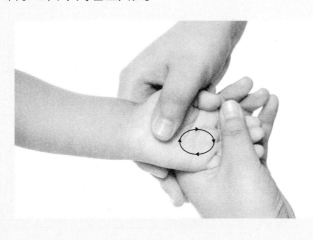

捣法：食、中指弯曲，用屈指关节背面在穴位上适当用力叩击，如此反复操作，称为捣法，多用于板门穴等点型穴位。

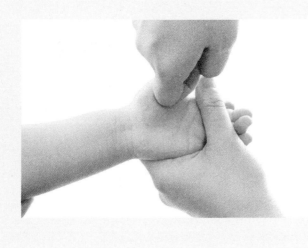

掐法：用拇指或其他指的指甲压刺某一个穴位，使之产生酸麻胀痛感，称为掐法，以不掐破皮肤为度，多用于小天心穴等点型穴位。

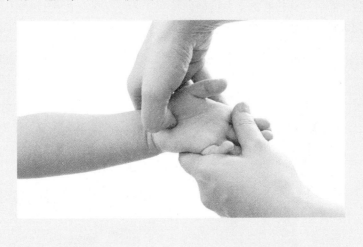

分法与合法：用两手拇指从选定的穴位始，由中间向两侧分，称为分法；由两侧向穴位的中心合拢，称为合法。

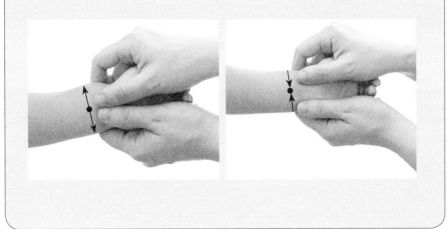

捏脊法：中指、无名指、小指握成半拳状，两手拇指、食指并拢，抵在孩子的尾骨长强穴（肛门后上 3 ～ 5 厘米处）处，向上捏起皮肤，同时沿脊柱两侧向上捻动，每捏 3 下将皮肤向上提一次，一直推到大椎穴（颈后平扁的骨突部位），捏完后，再从上到下沿脊柱两侧将三遍即可。每天捏一次，每次捏 5 ～ 6 遍。可刺激孩子的脏腑功能，具有保健作用。

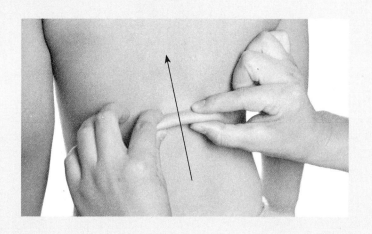

5 给孩子推拿前，家长一定要准备好什么

❤ 给孩子推拿时要准备的常用介质

给孩子做小儿推拿需要一定的介质，一是增加皮肤的光滑性，防止孩子的皮肤被擦伤；二是辨证选用介质，以增加推拿的效果。

常用的小儿推拿介质有：

滑石粉

滑石粉可以润滑皮肤，减少摩擦，并且能够干燥除湿，吸走推拿过程中孩子身上或家长手上出的汗。同时，滑石本身就是一味中药，能清热，所以非常适合用推拿治疗孩子发烧时使用，也是运用最为广泛的推拿介质（一般在药店就能买到滑石粉）。

爽身粉

如果没有滑石粉，可以用爽身粉代替，也能够起到润滑、干燥皮肤的作用。美中不足的是，爽身粉比较轻，容易在空中漂浮，所以用的时候要小心，不要呛到孩子鼻子里。此外，爽身粉也不具备滑石粉的清热作用，所以请家长尽量还是选用滑石粉。

凉水

如果既没有滑石粉，也没有爽身粉，则可以用清洁的凉水作为介质进行推拿，能起到润滑皮肤、清凉退热的作用。

生姜汁

对于风寒发烧（详见第 4 章）或胃寒呕吐及腹痛、腹泻（详见第 8 章）等证，则可以取鲜生姜适量切碎、捣烂，取汁液作为推拿介质使用，借生姜的辛温之性，起到发汗解表、温中和胃的作用，尤其适合孩子冬春季节的发烧及胃肠不适等情况。

薄荷水

对于风热发烧或风热上犯所致的头痛、目赤、咽痛（详见第 5 章）等，则可以取鲜薄荷叶或干薄荷叶（鲜者更佳），盖好锅盖煮沸两三分钟，晾凉后使用，起到疏散风热、清利头目的作用，尤其适合孩子夏季的发烧。

鸡蛋清

对于积食发烧（详见第 6 章），可将生鸡蛋打一小洞，然后倒置，取渗出的蛋清作为推拿介质使用，起到清热除烦、消积导滞的作用。

❤ 给孩子推拿的速度和时间

一般情况下，小儿推拿的速度应保持在每分钟 150 ～ 200 次，每个穴位推 10 ～ 15 分钟即可，即 1500 ～ 3000 次（如果超过这个范围却没有效果，就要考虑是不是辨证辨错了，需要及时做出调整）。

但是也有例外，比如"拿列缺"，列缺穴用拿法会很疼，拿的时候孩子会哭，所以拿列缺一般都在其他穴位推完后进行，并且不可持续太长时间，1 ～ 2 分钟即可，只要看到孩子出汗了，就可以停了。

还有一个穴位——大椎穴，这个穴位用提捏的方法也非常疼，同样要等其他穴位推完后进行，提捏 1 ～ 2 分钟，出汗即可。

拿列缺一般用来治疗寒性发烧，提捏大椎一般用来治疗热性发烧，具体方法和功效我们会在下文讲到。

❤什么样的情况不能给孩子推拿

虽然小儿推拿的治疗范围广泛、疗效显著，且经济安全，但也有一些情况不适合使用，如：

（1）皮肤发生烧伤、烫伤、擦伤、裂伤或生有疥疮者，局部不宜进行推拿。

（2）外伤、出血、骨折、骨头脱位及各种恶性肿瘤等，不宜进行推拿。

（3）某些急性感染性疾病，如蜂窝织炎、骨结核、骨髓炎、丹毒等，不宜进行推拿。

（4）某些急性传染病，如急性肝炎、猩红热、水痘、肺结核病等，不宜进行推拿。

（5）严重心脏病、肝病及精神病患者，慎用推拿。

（6）诊断不明，不知如何治疗者，不宜进行推拿。

6 给孩子推拿时要注意什么

在给孩子进行推拿时，需要注意以下几点：

（1）准确辨证

只有在辨证准确的前提下，推拿才能有效，后面几章我们将主要探讨如何准确辨证的问题。

（2）要有耐心

病来如山倒，病去如抽丝。孩子的发烧虽然比大人要好治，但也需要在辨证准确的基础上耐心推拿，推够时间、推够次数，才能起效。

（3）温度适宜

太冷或太热，都不利于邪气的排出，最好让孩子所处的环境偏温一些，以孩子不觉得冷，且不出汗为佳。

（4）环境干爽

太闷热或潮湿的环境，均既不利于邪气的排出，也不利于推拿的进行，所以，还是要选择比较干爽的环境进行推拿。

（5）不能有风

前面我们讲过了，孩子发烧，多数是因为风邪所引起的。因此，在推拿的时候，包括推拿之后，一定不能再让孩子受风，尤其是空调、电风扇等制冷设备，最好不用。

延伸阅读·经常捏脊让孩子茁壮成长

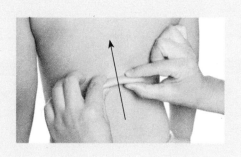

捏脊，又称捏积，是用双手的拇指和食指同时用力捏拿住孩子后背皮肤，从长强穴开始，沿着督脉向上，边推边提捏至大椎穴。

捏脊主要刺激的是脊柱两侧的夹脊穴。夹脊穴相传为汉代名医华佗所创，位于脊柱旁开0.5～1寸处，共34个，是五脏六腑之气通过督脉和足太阳膀胱经输注于人体背部的特殊穴位。因此，通过捏脊刺激夹脊穴，便可以间接调理孩子五脏六腑的功能，起到保健的作用。

捏脊时，让孩子俯卧在床上，背部保持平直、放松，家长的中指、无名指、小指握成半拳状，两手拇指、食指并拢，抵在孩子的尾骨长强穴（肛门后上3～5厘米处）处，向上捏起皮肤，同时沿脊柱两侧向上捻动，每捏3下将皮肤向上提一次，一直推到大椎穴（颈后平扁的骨突部位），捏完后，再从上到下沿脊柱两侧捋三遍即可。每天捏一次，每次捏5～6遍。

一般情况下，孩子半岁以后到七岁之前，都可以进行捏脊。一般选择早晨或晚上睡觉前捏，但一定要保持温度适宜，注意别让孩子受风，否则会导致感冒。

很多家长反馈，经常给孩子捏脊后，孩子胃口和睡眠变好了，也不容易感冒了，并且个子也长得快了。所以，建议大家每天都坚持给孩子捏几次。

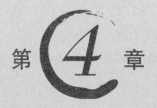

第 4 章

孩子风寒发烧怎么办

　　我们说过，发烧是因为有邪气侵袭人体，人体正气奋起与之抗争所导致的。风寒发烧，顾名思义，就是指风寒邪气侵袭人体，人体正气与风寒邪气在肌表打得热火朝天的状态。

1 为什么孩子会风寒发烧

风寒发烧一般都在什么情况下发生呢？

《黄帝内经》说："邪之所凑，其气必虚。"首先，风寒发烧的成因肯定是有风寒邪气来了，但风寒邪气侵袭人体，并不一定都会引起发烧，还得是这个人恰好处在正气比较虚的时候，两种状态结合在一起，才能引起发烧。

如果孩子的正气很足，即使有风寒邪气侵袭，也不会引起发烧，正所谓"正气存内，邪不可干"。同样，如果孩子的正气虽然较虚，但是没有风寒邪气来侵袭，也不会发烧。因此我们说，只有风寒入侵、正气不足这两种情况结合在一起，才会导致风寒性的发烧。

风寒邪气很好理解，不外乎就是伤风、受寒。那么，什么原因才会导致孩子正气变虚呢？

一般有以下三种原因：

一是过度劳累。

如果孩子玩得很疯，或者作业太多，不堪重负，便可能导致正气变虚。我们大人也是一样，一般发烧，都是在工作或生活太累时发生，因为太累，所以正气相对不足，邪气就容易入侵了。

二是起居无常。

如果孩子节假日贪玩晚睡，也可能导致正气变虚，就像我们大人若总是熬夜，白天便会感到疲惫不堪一样。

三是饮食不节。

这一点非常重要。"节"，就是节制，如果孩子吃东西没有节制，每天吃很多，身体里的正气就得分散精力去消化这些食物，那么在肌表的正气就会相对不足，一遇风寒邪气，便容易引起风寒发烧。

讲完正气亏虚的情况，我们再来讨论一下风寒邪气在什么情况下产生。

一般来说，天气的变化，如气温骤降，是风寒邪气侵袭人体的主要方式，尤其是冬天，天气寒冷、北风呼啸，是形成风寒的天然条件。

除此之外，夏天也很容易感受风寒。为什么呢？

我们现在的生活条件好了，家家都安有空调，即使是地铁、商场、饭店等公共场合里，也都安装了空调。天气一热，我们就喜欢把空调打开，而此时，因为天气太热，人体要出汗散热，所以毛孔呈打开状态，一吹空调的冷气，风寒邪气就容易直接从毛孔进入皮肤，深入肌腠，再加上正气相对不足的状态，很容易就开始发烧了。

2 家长如何判断孩子是否为风寒发烧

　　知道了孩子为什么会风寒发烧，接下来，我们来讨论一下如何辨别孩子是不是风寒发烧。

　　大家知道，中医诊病，需要望、闻、问、切。

　　望，指用眼睛望气色、望整体状态等；闻，指用耳朵听声音，或用鼻子嗅气味；问，就是通过医患之间的一问一答，以了解病情；切，指通过三指切脉，或用手触摸腹部、肌肤等，以判断病情。

　　在中医儿科里面，最重要的诊法是望诊，为什么呢？因为闻、问、切三诊在孩子身上都很难运用：耳朵基本上只能听到孩子"咿咿呀呀"的"说话"声或哭声；鼻子只能嗅到一股奶腥气；问孩子有什么感受，他也不会准确描述；切脉的时候，孩子的小手动来动去，也很难切出具体详情。所以在古代，古人把儿科称为"哑科"，即指大夫见到孩子后，哑口无言，基本上只能通过望诊来判断病情了。

　　对于我们没有多少中医基础知识的家长来说，如果能学习一点儿"一教就会，一望便知"的望诊辨证方法，就能够在孩子生病的时候做到心中有数，不会慌乱，并准确地给予辨证施治了。

◆ 清鼻涕、清稀痰

　　鼻涕和痰，都是从肺里分泌出的液体，从鼻腔排出就是鼻涕，从咽喉、口腔排出就是痰。所谓的流清涕、清稀痰，是指像鸡蛋清一样的鼻涕或痰液。

为什么风寒发烧会流清涕、吐清稀痰呢？

《黄帝内经》里专门探讨过这个问题，说："诸病水液，澄澈清冷，皆属于寒"。大意是：我们生病时，倘若身体分泌的液体如鼻涕、痰、尿液等，是澄清的、清澈的、清稀的、偏凉的，而不是浑浊的、稠浊的、浓稠的、偏暖的，那么这个病就是寒邪所导致的。

为什么寒邪所致的液体就是清稀的呢？其实非常简单，我们都知道，在大冬天，气温很低，如果人穿得很少，在外面待一会儿就会感觉到很冷，会流清鼻涕，甚至吐清稀的痰，这是人体感受到有寒邪侵袭而采取的保护性措施，想通过清鼻涕或清稀痰把寒邪阻挡在外面，或排出去。简而言之，流清鼻涕、吐清稀痰，就是被冻的。

从某种意义上讲，风寒发烧，就相当于人的身体因为风寒侵袭，而处于一个暂时性的冬季。

孩子，特别是很小的孩子，一般都不会吐痰，直接就咽了。所以，家长最主要的观察目标便只剩下鼻涕了。当然，如果孩子有痰吐出来，则一定要仔细观察痰液是否清稀。

如果鼻涕或痰像鸡蛋清一样清稀，那我们就可以说，这个发烧很可能就是由风寒邪气所引起的。

♥ 淡红舌

淡红舌，就是淡红色的舌头。在儿科望诊里，望舌象是非常重要的一个环节。为什么呢？因为舌头是人身上唯一能自如出入身体内外的一个器官，又因为它平时待在身体内部，所以更能反映身体内部的虚实寒热等情况。

如果舌头的颜色太红，就代表可能是上火了；而与之相对应的淡红舌，则代表着可能是感受风寒的状态。

为什么舌头的颜色会随着身体状态的改变而改变呢？

我们知道，舌头上分布着丰富的毛细血管，我们吃饭或说话时，如果一不小心咬到了舌头，就会出很多血，汩汩不止，而不像手指或其他部位破了，血一会儿就停了。所以，从某种意义上讲，舌头更能体现身体内部气血的变化。

中医认为，血液有这样一种特质——"得寒则凝，得热则行"。也就是说，当血液遇到寒性状态，比如有寒邪侵袭，或病性属寒时，它容易凝结、凝固；但如果遇到热性状态，比如感受热邪，或病性属热时，就容易行走、流通。

大自然里这样的例子也比比皆是，比如农村浇地的水渠，渠里的水就像人体的血液一样，冬天天气寒冷，水冻成冰，就流不动了，只有天热了以后，它才能够顺畅地流动。

说回到舌头的问题。如果体内有热，那么血液循环就会加速，又因为舌头上有丰富的毛细血管，因此血流加速后，舌头的颜色就会变得比平时红；反之，如果体内并没有热，而是被寒邪侵袭，那么舌头的颜色就不会发生变化，或者即使变，也会变得更淡一些——事实上，舌头正常的颜色就是淡红色，如果寒邪很盛，而人体阳气又不足，颜色就会变为淡白色（详见第 8 章）。

那么，如何辨别孩子是淡红舌还是红舌呢？

有一个很简单的方法：把舌头的颜色与口腔黏膜内壁的颜色做对比，如果二者颜色一致，就是淡红舌，主风寒侵袭；如果舌头的颜色明显红于口腔黏膜内壁的颜色，就是红舌，表示邪气已经化热。

总而言之，淡红舌其实是一个正常的舌象，它代表风寒侵袭人体后，并没有引起气血的剧烈变化，所以仍表现为淡红色。如果发烧的同时伴有淡红舌，那么我们可以说，这个发烧十有八九是由于风寒邪气而引起的。

❤ 不出汗

是否出汗对于我们辨证也非常重要。

《中医诊断学》里有一个歌诀叫作《十问歌》，第一句便是："一问寒热二问汗"。寒热的问题不用说了，发烧嘛，体表温度肯定是比平时要热，而出不出汗的问题，也不用问，通过望诊，或用手摸一摸，自然就知道了。

那么，为什么风寒发烧不出汗呢？

众所周知，汗液通过汗孔排出来，而汗孔又具有"热胀冷缩"的特点，当风寒邪气侵袭人体时，人体的汗孔就开始收缩，自然就排不出汗了。

《黄帝内经》说："人与天地相参，与日月相应。"

意思是：我们的身体同天地、日月和大自然是相互参应的，而生命的真相也可以从大自然中找到答案。

从以上三个风寒发烧的辨证要点中，大家或许可窥一斑。

事实上，还有一些症状也有可能伴随风寒发烧而出现，比如发烧的同时浑身发冷、周身骨肉疼痛、脖子发僵以及头痛等，但是因为孩子未必能说得出来，家长也不知道孩子到底冷不冷、疼不疼，所以我们就不详细介绍了。

大体上，只要我们能准确掌握并辨识以上三个辨证要点，基本上就能够确定是风寒发烧了。

风寒发烧的中医辨证要点

清鼻涕，清稀痰，淡红舌，不出汗。

这个"三字经"大家一定要烂熟于心，判断孩子是否是风寒发烧，一定要完全符合以上症状，才可以确定，只要有一项不符合，就要继续辨证，看是不是其他类型的发烧。

比如说，孩子的鼻涕、痰液不是清稀的，而是黄稠的，就说明已经不是风寒型的发烧，而是开始化热了；或者孩子的舌头是红色的，也说明已经不是风寒型的发烧了；或者孩子老是出汗，也不是风寒发烧，一定要综合起来判断才行，这一点需要大家注意。

3 治疗孩子风寒发烧的食疗方：葱姜豆豉汤

配方：

葱白1段（留根须）、生姜2片（带皮）、淡豆豉（药店买）5克。

具体方法：

葱白切成3厘米长短的一小段，鲜姜切成一元钱硬币大小及薄厚的2片，放5克淡豆豉，煮开锅后再熬5分钟即可。饭后半小时左右服用。

用量：

三岁以内的孩子，一次喝小半碗；三岁以上的孩子，一次喝半碗；六岁以上的孩子，一次可以喝多半碗或者一碗。酌量频服，服后汗出热退即可。

风寒发烧怎么办？前面我们说过了，很简单，祛风散寒即可。

按照这样的治疗思路，我给大家介绍一个祛风散寒的食疗小方——葱姜豆豉汤。

配方：葱白1段（留根须）、生姜2片（带皮）、淡豆豉（药店买）5克。

具体方法：葱白切成3厘米长短的一小段，鲜姜切成一元钱硬币大小及薄厚的 2 片，放 5 克淡豆豉，煮开锅后再熬 5 分钟即可。饭后半小时左右服用。

用量： 三岁以内的孩子，一次喝小半碗；三岁以上的孩子，一次喝半碗；六岁以上的孩子，一次可以喝多半碗或者一碗。注意，这个用量并不是在药材上做加减，而是在喝的水量上进行加减，年龄小的孩子少喝一点儿，年龄稍大的孩子就多喝一点儿。当然，这并没有严格的规定，一般遵循酌量频服的原则，服后汗出热退即可。

原理：

我们知道，葱，分为葱叶和葱白两部分，葱白就是除却绿色的葱叶部分，剩下的白色部分。

关于风寒发烧的食疗方为什么要用葱白呢？我们需要从中医学"五行"的角度去理解。

中医讲的五行，即"木、火、土、金、水"；对应五脏，是"肝、心、脾、肺、肾"。而风寒发烧后，流清鼻涕、吐清稀痰，或者咳嗽等，都是呼吸系统的问题，这些症状统统都归肺管。

那么发烧归谁管呢？事实上，也是归肺管。《黄帝内经》说："肺主皮毛"，皮毛就是指人体的皮肤和毛发等，发烧的主要部位在皮肤，所以，它也归肺管。所以我们治疗发烧，就要从肺入手。

那么，从肺治发烧，又跟葱白有什么关系呢？

还是回到五行上面来，"木、火、土、金、水"五行，除了对应"肝、心、脾、肺、肾"五脏，同时，还对应"青、赤、黄、白、黑"五色，并对应"酸、苦、甘、辛、咸"五味。我们单独来看"肺"，它对应"金"，而"金"对应的五色是"白"，对应的五味是"辛"。

大家知道，葱具有辛温之性，辛就是辛辣，具有发散的作用，能够散风；温是葱的特性，具有温暖的作用，能够祛寒。祛风散寒，正好对治风寒邪气，再用葱白之白色以"引经入肺"，从而起到祛散肺经风寒的作用。这就是为什么中医要用葱白治疗风寒发烧的道理。

那么，为什么葱白要"留根须"呢？其实，这也是有讲究的。我们知道，肺的气管、支气管、毛细支气管等，都属于呼吸系统。大家看看洗干净后的葱白根须，是不是类似于肺脏的这些毛细支气管？事实上，这就是中医讲的"取类比象"（编者注：取类比象在中医学，尤其是在中药学中运用广泛。比如，由于花朵多生于植物的顶端，所以多用于治疗头部疾病；藤类植物因其枝干运送水分营养的功能强大，所以多用于治疗肢体、关节疾病）。葱白留根须的意义就在于，让葱白的根须的力量直达肺的毛细支气管，起到直达病位，祛风散寒的作用——不仅仅用葱白入肺经就行了，我们要更加精确地把药力输送到肺的毛细支气管上祛风散寒才能更加有效。实验研究也表明，葱白根须的发汗力量的确要比葱白本身更强。

生姜和葱白类似，也是一味辛温的药，但它偏于淡黄色。黄色入哪儿呢？根据我们上面讲的对应关系，黄色应当入脾，又因为它是淡黄色，就是黄色掺杂一些白色，并且味辛，所以它也入肺。总而言之，生姜的作用就是把脾胃的阳气（正气）给振奋起来，去帮助肺中的阳气（正气）把风寒邪气给散出去。

生姜为什么要"带皮"呢？还是我们刚才所说的"取类比象"，风寒发烧的病位就在皮肤，所以我们用带皮的生姜，以皮行皮，以祛散附着在表皮的风寒邪气。

还有一点要注意的是，淡豆豉需要去药店买，不能在超市买，超市里卖的大都是咸豆豉，是用来做菜的，不能入药，只能作为食物。

而淡豆豉就不一样了，它是发酵之后形成的，具有辛味，轻清宣透，和葱白、生姜一样，能把在肺、在表的风寒邪气给散出去。同时，淡豆豉还有一个作用，就是它能够除烦，防止风寒发烧的同时所产生的心烦等症。

喝葱姜豆豉汤治疗风寒发烧需要注意一个问题，那就是：喝完这个汤后，只有微微出汗、退烧，才能证明风寒邪气被散出去了。从西医学角度讲，就是汗把热量给带走了，而中医则认为是汗把风寒邪气给带走了，邪气一走，不跟正气打了，自然就不烧了。

4 孩子发烧了，不能吃什么

说完吃什么能治疗风寒发烧后，下面我们来谈谈发烧后，什么不能吃。

外国人找医生看完病后，大多会问一个问题："大夫，我该怎么运动？"中国人就不一样了，基本都会问："大夫，我该吃点儿什么？"事实上，生病后，比起"能吃什么"来说，"不能吃什么"显得更为重要。

医圣张仲景在《伤寒论》里提到，无论什么类型的发烧，"生冷、黏滑、肉面、五辛、酒酪、臭恶等物"，坚决不能吃（大人孩子都一样）。

❤ 禁吃生冷食物

生冷，顾名思义，就是指生的和冷的食物，凉性的瓜果，如西瓜、苹果等，都不能吃；冰棍、雪糕、冷饮等，也不能吃。

为什么禁吃生冷呢？以风寒发烧来说，本来孩子此时体内就有风寒邪气，又吃这些比较寒的东西，大家想想，这不是雪上加霜吗？

有人说，不能吃雪糕、冷饮和凉性水果可以理解，但是温性的水果也不能吃吗？还有，其他类型的发烧能不能吃水果呢？

笔者认为，还是不吃为好。大家知道，只要是水果，不管是凉性还是温性，都含有许多水分，这些水分吃到肚子里，就得有正气来把它们消化排出，正气此时和邪气做斗争还来不及，又何必吃那么多水果来分散它的注意力呢？

事实上，孩子平时也最好少吃水果。

《黄帝内经》里说："毒药攻邪，五谷为养，五果为助，五畜为益，五菜为充，气味合而服之，以补精益气。"可见，水果作为佐助之品，和药一样，必须性味与病相合，吃后才对身体有益。

经常有人在开完方子后问我："喝汤药能吃水果吗？如果不能生吃，那蒸熟的呢？"每每此时，我都会感到有些无奈，却又不得不苦口婆心地解释一番——其实，我们并不需要那么多水果。

❤ 禁吃黏性、滑性等难以消化的食物

黏滑食物，就是具有黏性和滑性的食物，如糯米饼、汤圆、巧克力、果冻等，这些黏黏腻腻的东西，吃多了难以消化。和上面说的水果一样，分散了正气驱散邪气的兵力，因而不利于邪气的排出。因此，孩子发烧后，最好别吃黏性、滑性等难以消化的食物。

❤ 禁吃各种肉类、面食

肉和面也不容易消化。而且，肉类吃到肚子里容易化热，比如烤肉、炖肉等吃多了，人就会觉得很热，这是因为能量太多了。面也一样，吃多了容易令人心烦，其实也是化热了。这个热要是在肌表，自然有利于风寒邪气的排出（对排出风热邪气则不利），但问题是它们不在肌表，而在胃里，并且还不好消化，这就分散了正气祛邪的兵力，所以还是不吃为妙。

当然，也不是绝对不能吃面食，有些面食是可以吃的，比如发面，因其比较好消化，所以可以稍微吃点儿，尤其是面汤，喝了以后身体暖暖的，甚至能让人出点儿热汗。在《伤寒论》里，把面汤称为"白

饮"，具有补津液、滋汗源、通阳气的作用，风寒发烧后是可以喝一点儿的。

⊘ 禁食五辛

五辛，包括大蒜、小蒜、韭菜、芸苔、胡荽（香菜）等辛辣刺激性的食物，这些食物都不太适合发烧的时候吃。

说到这儿，有人可能就要问了：葱、姜不也是辛辣的吗，怎么就能吃了？

事实上，我们这里所谓的吃，就是指嚼着吃，或者是做到菜里面吃，是吃到了胃里去消化，只能起到助热的作用。而熬成汤后就不一样了，尤其是葱、姜等，能借助它们的辛温之气，来宣散体表风寒邪气。

至于其他类型的发烧，最好也不要吃这些食物，以免火上浇油。

⊘ 禁吃含有酒精的食物

孩子发烧后，禁止吃含有酒精的食物，包括醪糟，喝酒更是绝对禁止的，大人也是如此。

我们都知道，酒是热性的，又因为它是液体，所以也具有湿性，综合起来，酒是具有湿热之性的物质。发烧后喝酒，酒的湿性容易使邪气留恋不去，热性又容易让发烧火上浇油，所以还是不喝为妙。

⊘ 禁吃臭豆腐、过期食品等气味臭秽的食物

臭豆腐、过期食品以及腐败食物等气味臭秽的东西，统称为"臭恶"，吃到胃里后，非常不容易消化，也不利于邪气的排出，所以发烧后也不建议吃。

以上这些禁忌食物，不仅发烧的时候不能吃，即使病刚刚好，也不建议吃。大家想想，正常的饭吃多了，都不利于正气的振奋，更何况这些食物呢？

有人说：这也不能吃，那也不能吃，那么发烧后到底能吃什么啊？

其实，有一种食物是非常适合发烧后吃的，那就是热热的大米稀粥。

首先，稀粥好消化，不会增加脾胃的负担，不会分散正气抗邪的注意力；其次，热稀粥喝完后，胃里暖暖的，进而让全身都暖起来，有助于邪气，特别是风寒邪气的排出。

说完食疗和饮食禁忌的问题，接下来我们谈谈风寒发烧的小儿推拿手法。

5 治疗孩子风寒发烧的推拿手法

治疗孩子风寒发烧选穴：

平肝清肺，清天河水，揉一窝风，拿列缺。

推拿介质：

首选生姜汁，如果没有生姜汁，滑石粉或爽身粉亦可。

❤ 平肝清肺

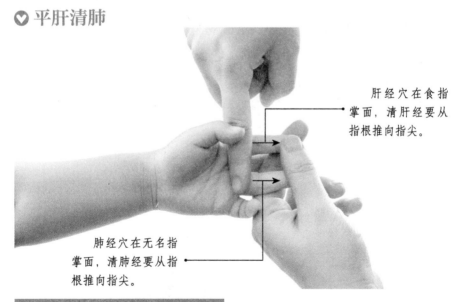

肝经穴在食指掌面，清肝经要从指根推向指尖。

肺经穴在无名指掌面，清肺经要从指根推向指尖。

平肝清肺
平肝清肺就是同时清肝经和肺经。
时间： 5 ~ 10 分钟。
功效： 疏风清热解表。

清天河水

天河水穴在前臂内侧正中，从腕横纹到肘横纹成一条直线。从腕横纹推到肘横纹，为清天河水，又名小天河水。

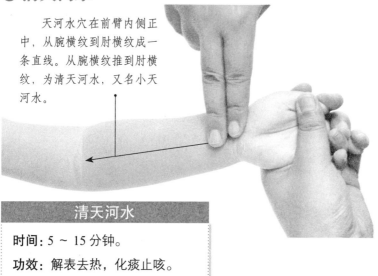

清天河水

时间： 5 ～ 15 分钟。

功效： 解表去热，化痰止咳。

注意： 如果风寒发烧在 38.5℃ 以下，用小天河水即可；如果超过 38.5℃，则可以选用大天河水（从肘横纹推到掌面一侧腕横纹，为下取天河，又名大天河水），退烧效果更好。

揉一窝风

一窝风在手背腕横纹中央的凹陷中，持续揉按即可。

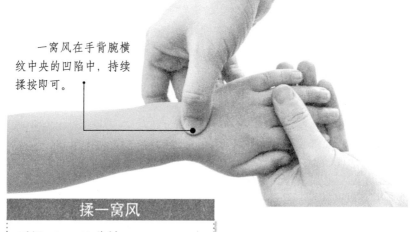

揉一窝风

时间： 5 ～ 10 分钟。

功效： 祛风解表散寒，缓解鼻塞。

♥ 拿列缺

列缺穴在手腕两侧的凹陷中，以拇指与食指的螺纹面为着力点，适当拿住列缺穴，一紧一松，反复增减用力。

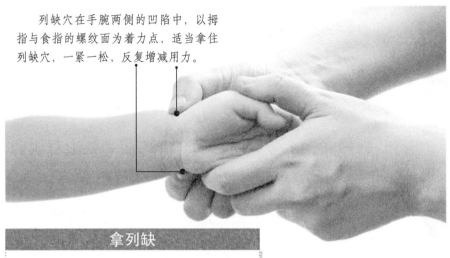

拿列缺
时间：1 ~ 2 分钟。出汗则止，不可过久。
功效：发汗解表，不出汗时用。

注意：在治疗风寒发烧的这一系列推拿中，列缺穴要放在最后一个推，以防止孩子感觉到疼而不让继续推拿。平肝清肺是排除肺和肝里面邪气的一个过程，一般不会出太多汗，到拿列缺的时候，孩子才会出汗。拿列缺穴比较疼，所以时间不宜过久。而且孩子感到疼，可能会哭，他一哭就会出汗，烧就退了，这时就不要再继续了。

以上穴位，一定要在辨证准确的基础上，拿捏好力度，并推够时间，才能起效。

应对孩子风寒发烧口诀

清鼻涕，清稀痰，淡红舌，不出汗，葱姜豉，清肺肝，天河水，一窝风，拿列缺，自然安。

这段口诀既包括风寒发烧的辨证要点，又包括风寒发烧的食疗和推拿方法，如果可以，建议家长背下来，那么遇到一般情况的风寒发烧就不会慌了。

 延伸阅读·孩子所用药材的购买和处理有讲究

孩子生病了，如果选择以药材来治疗，家长就要注意购买和处理药材了。

一定要在正规的经营场所购买药材。如果在药店购买，要选择大型的、口碑好的，比如同仁堂等。也可以在熟悉的诊所购买药材，一般诊所的药材质量都不会太差，因为如果药材差，疗效就不好，治不好病就没人再去看诊了。当然，有些诊所也可能存在为了利润，降低药材质量的情况。因此，如果去诊所，那么建议大家选择正规、大型、口碑好的诊所。

好药材是不需要清洗的，但一定要把药材浸泡 30 ~ 60 分钟。

只要是在正规药店或诊所购买的药材，就不需要清洗，可以买回来直接用，但熬药之前一定要把药材用温水浸泡 30 ~ 60 分钟，以方便熬药时有效成分的析出。

延伸阅读·熬药方法

用具：

以砂锅、瓦罐最佳，搪瓷罐次之，不锈钢锅也可，但忌用钢、铁、铝等器皿，因为其性质不稳定，易与药物发生化学反应，从而影响汤药的疗效。

用水：

古代用井水、雨水、泉水或米泔水（淘米水）等煎煮；现代多用矿泉水、蒸馏水或自来水等。总而言之，以水质洁净新鲜为好。

火候：

分为文火和武火。文火，又称慢火，火力小而缓；武火，又称急火，火力大而急。药物煎煮的火候与时间是由药性决定的。一般来说，治疗发烧的解表药、用来泻火的清热药宜用武火煎煮，时间宜短，煮沸后煎3～5分钟即可；补益药需用文火慢煎，时间宜长，煮沸后再继续煎30～60分钟。具体用火，需遵医嘱。

煎法：

先将药材浸泡30～60分钟，加水量以高出药面二指（2厘米）为度。一般中药需煎煮两次，第二次煎加水量与药平齐。两次煎取的药液去渣滤净混合后，分2～3次服用（煎两遍、兑一起、喝三次）。

第 5 章

孩子风热发烧怎么办

　　和风寒发烧类似，风热发烧，顾名思义，就是指风热邪气侵袭人体，人体正气奋起与之抗争，在肌表打得热火朝天的状态。

1 为什么孩子会风热发烧

风热发烧的原因基本上与风寒发烧类似，即孩子在正气虚的同时，感受了风热邪气。引起孩子正气虚的诱因也同风寒发烧一样，劳累、饮食不节或起居无常等，都可能导致孩子的正气变虚。所不同的是，风寒发烧感的是风寒性的邪气，而风热发烧感受的是风热性的邪气，区别就在于：一寒，一热。

除了直接感受风热邪气而引起风热发烧外，还有一种情况也非常普遍，那就是孩子在感受风寒邪气以后，由于孩子的体质偏热（孩子是"纯阳之体"，阳气非常旺盛，平时就容易上火、出汗），从而导致风寒发烧逐渐转化为风热发烧。

这个说起来有些抽象，我们可以用一个比喻来模拟一下：譬如邪气本来是一块冰，却被放到了火炉上，不一会儿，冰就会被化掉，甚至变为热性的水蒸气。风寒邪气入侵体质偏热的孩子身体后转化为风热邪气，也类似于这种情况。

事实上，比起风寒型的发烧来，孩子更常见的是风热发烧——往往刚开始的时候是风寒发烧，很快便转为风热发烧了。

那么，风热发烧都有一些什么症状呢？

2 家长如何判断孩子是否为风热发烧

◆ 黄浊涕、黄黏痰

风寒发烧表现为流清鼻涕、吐清稀痰；风热发烧则表现为流黄浊涕、吐黄黏痰。

《黄帝内经》说："诸转反戾，水液浑浊，皆属于热。"什么意思呢？意思是说：凡病，如果出现身体躁动不安，扭来扭去，并且身体里分泌的液体也变得浑浊不堪，那么我们说这个病是因为热邪所导致的。

因为侵袭而来的是风热邪气，所以风热发烧时的鼻涕由清稀变为黄浊，痰也由清稀变为黄黏。

拿我们常见的牛奶做比喻：牛奶在生的时候是白色的，如果我们将牛奶放在火上熬上一段时间，就会出现一层微黄色的奶皮，如果再继续熬下去，就会变成淡黄色的奶酪——这是因为受热的缘故。风热发烧后产生的黄浊涕、黄黏痰也是同样的道理。

前面我们说，很多风热发烧是由风寒发烧转变而来的——孩子受了风寒，刚开始的时候流清鼻涕、吐清稀痰，但我们知道，孩子生病后具有"易寒易热"的特点，就像他的脾气一样，说哭就哭、说笑就笑，变得很快，所以可能很快就变成流黄鼻涕、吐黄痰了。这个时候，我们就不能再按风寒型的发烧来进行辨证治疗，而应当转为风热型的发烧了，否则治疗就会适得其反。

切记，一切事物都是在不断发展变化的，疾病是，辨证也是，千万不能胶柱鼓瑟、不知变通。

◎ 红舌、淡黄苔或黄苔

风寒发烧的舌头是淡红色的，因为风寒邪气并没有影响到舌头气血的运行。风热发烧就不一样了，热邪让舌部毛细血管里的血液运行加速，所以舌头的颜色也会变得比口腔黏膜内壁更深一些，故表现为红舌。

事实上，除了观察舌头的颜色，我们还需要观察附着于舌面上的舌苔的颜色。和影响舌头颜色变化的因素类似，舌苔的颜色也随着体内寒热的变化而变化。

请大家思考一个下：如果风寒发烧是淡红舌、薄白苔，那么风热发烧应该是红舌和什么样的舌苔呢？

还是用一个比喻来解释：过去的农村，冬天的时候一般每家都会一次蒸出几百个馒头，然后放到凉房冻起来，留着整个冬天慢慢吃。基本上，孩子们每天上学前的早餐就是烤馒头片——把冻硬的馒头切成片，然后放到炉子上烤，烤着烤着，馒头片就逐渐变黄了。

其实，我们的舌苔就好比馒头片，没受热邪侵袭的时候是白色的，而当身体受到热邪侵袭后，就会逐渐变成黄色，如果火热邪气太盛，也有可能变成黑色——当然，风热发烧还不至于把舌苔烧黑，所以表现为红舌、淡黄苔或黄苔。

◎ 咽喉、扁桃体、淋巴结发红，甚至肿痛

和风寒发烧不一样的是，风热发烧还可能会导致咽喉、扁桃体、

淋巴结发红，并且有可能出现肿痛，类似于我们通常说的"上火"。

为什么会这样呢？因为体内有火热之邪，会导致这些部位局部充血，表现为红、肿、热、痛。正如《黄帝内经》所说："诸病胕肿，疼酸惊骇，皆属于火。"

大家可能注意到了，咽喉、扁桃体、淋巴结，它们都在人体的上部——嗓子附近。为什么"上火"几乎都在上面，而不是在下面呢？

要回答这个问题，我们就不得不再提到中医的"五行理论"了。在五行中，"水性润下""火性炎上"，通俗点讲，就是日常生活中，水都是往下流的，主清润；而火苗则都是往上蹿的，主炎热。古语云："寒从脚下起，热自头上生"，也是这个道理。所以说，上火一般都发生在身体的上部。

当然，也有例外。比如，有的人一上火，并不是身体上部出现问题，而是在脚上长了一个疮，这又是为什么呢？其实，这是因为"湿热下注"的缘故——因为有湿，湿属水，所以能夹着火热往下走。而风热发烧则是指不包含湿邪的风热邪气，所以，一有上火，就集中在人体上面的部分了。

确认咽喉、扁桃体发红的方法和看舌头颜色的方法一样，同口腔黏膜内壁的颜色做对比即可，这里就不多说了。

❤ 微有汗

风寒发烧没有汗，是因为风寒邪气导致毛孔收缩；而风热发烧就不一样了，风热邪气容易使毛孔打开，所以会微有汗出。

可能有人要问了：不是说一出汗，邪气被带走就不发烧了吗？为什么风热发烧虽然出汗，烧却还是不退呢？

这是因为风热发烧是微有汗出——虽然出汗了，但出得却不多，并且多集中在人体上部，并不足以把风热邪气给全部排出。

事实上，在中医学里，把汗分为两种：一种叫作"病汗"，一种叫作"药汗"。

我们前面在讲治疗风寒发烧时通过喝葱姜豆豉汤或拿列缺等方法让孩子出的汗，属于"药汗"，或者"推拿之汗"，这个汗往往是周身微微汗出，可以把风寒邪气给带走。但此时风热发烧所出的微汗，却是因为风热邪气侵袭人体以后，毛孔打开，邪气能从人体上部排出去一点儿，但又排得不完全，所以属于"病汗"。

这个需要大家注意，不可一见到出汗，就以为烧要退了而停止治疗，要分清具体的情况。

风热发烧的中医辨证要点

黄浊涕，黄黏痰，红肿痛（舌头、咽喉、扁桃体、淋巴结），微有汗。

3 治疗孩子风热发烧的食疗方：菊薄豆豉汤

配方：

菊花6克、薄荷6克、淡豆豉5克。

具体方法：

菊花、薄荷、淡豆豉用水煮，煮开锅后再熬5分钟即可。饭后半小时左右服用。

用量：

三岁以内的孩子，一次喝小半碗；三岁到六岁之间的孩子，一次喝半碗；六岁以上的孩子，一次可以喝多半碗或者一碗。酌量频服，服后汗出热退即可。

风寒发烧要祛风散寒，风热发烧呢？自然要祛风清热。

下面我给大家介绍一个祛风清热的食疗小方——菊薄豆豉汤。

配方：菊花6克、薄荷6克、淡豆豉5克。

具体方法：菊花、薄荷、淡豆豉用水煮，煮开锅后再熬5分钟即可，饭后半小时左右服用。

用量：用量与葱姜豆豉汤相同，三岁以内的孩子，一次喝小半碗；

三岁以上的孩子，一次喝半碗；六岁以上的孩子，一次可以喝多半碗或者一碗。当然，这并没有严格的规定，一般遵循酌量频服的原则，服后汗出热退即可。

原理：

治疗风寒发烧，我们用的食疗小方是葱姜豆豉汤，因为葱、姜和豆豉的辛温之性都能用来对抗风寒邪气。那么，对抗风热邪气应该怎么办呢？

有风邪，自然还要辛散；而有热邪，就得用一些凉性的药物来清热了。菊花和薄荷就是这样辛凉的药物，辛以散风、凉以清热，正好用来对抗风热邪气。

菊花分为白菊花、黄菊花和野菊花三种，我们这里选用入肺经的白菊花，专清肺经风热。

薄荷用鲜品更好，如果没有，药店或超市里卖的那种用来泡茶的干燥薄荷叶也可以。

可能有人会有疑问：淡豆豉不是风寒发烧的时候用吗，怎么风热发烧也用它呢？

事实上，淡豆豉除了辛味之外，还具有苦、凉之性，苦能泄热，凉能清热，用来治疗风热发烧正合适。而在葱姜豆豉汤里，除了用辛味来散风邪外，苦凉之性还起到防止葱、姜温性太过，使风寒邪气化热的作用。

4 治疗孩子风热发烧的推拿手法

治疗孩子风热发烧选穴:

平肝清肺，退六腑，提捏大椎。

推拿介质:

首选薄荷水或滑石粉，如果都没有，凉水亦可。

⊙ 平肝清肺

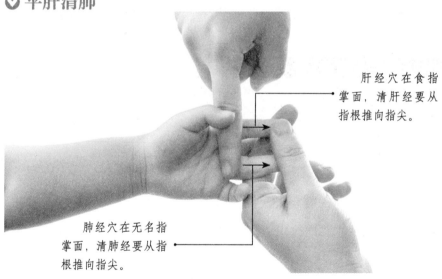

肝经穴在食指掌面，清肝经要从指根推向指尖。

肺经穴在无名指掌面，清肺经要从指根推向指尖。

平肝清肺
平肝清肺就是同时清肝经和肺经。 **时间:** 5 ~ 10分钟。 **功效:** 疏风清热解表。

注意: 这个穴位的推拿法和治疗风寒发烧是一样的,因为都是发烧,所以都要清肝经和肺经的热。

❤ 退六腑

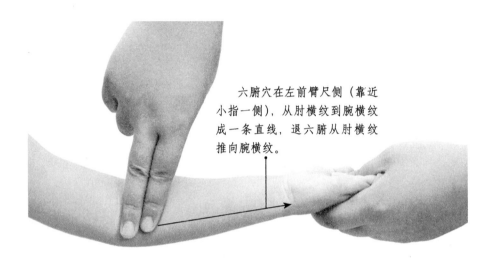

六腑穴在左前臂尺侧(靠近小指一侧),从肘横纹到腕横纹成一条直线,退六腑从肘横纹推向腕横纹。

退六腑
时间: 5 ~ 15 分钟。
功效: 能清热、凉血、**解毒**,主治一切实热证。

注意: 因为风热发烧一般烧得都比较高,并且热邪容易深入肺脏,所以不用清天河水,而改用退六腑穴。

❤ 提捏大椎

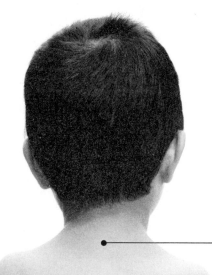

低头时，颈椎突起最高的那个骨节下面的凹陷处，用提捏法。

提捏大椎
时间：1 ~ 2分钟，或20 ~ 30次。
功效：发汗退烧。

　　注意：提捏大椎与拿列缺类似，也比较痛，所以放到最后使用，切忌提捏时间过长，汗出烧退即可。

应对孩子风热发烧口诀
黄浊涕，黄黏痰，红肿痛，微有汗，菊薄豉，加推拿，退六腑，清肺肝，捏大椎，风热散。

第 6 章

孩子积食发烧怎么办

　　积食发烧，顾名思义，就是发烧的同时，还夹有积食，也就是我们前文说的食积。那么，什么是积食呢？简而言之，就是吃多了。事实上，积食既是孩子发烧后的常见表现，又是引起孩子发烧的常见原因之一。

1 为什么孩子会积食发烧

很少听说大人会积食，为什么孩子就那么容易积食呢？

前面我们说过，孩子本来就"脾常不足"，而家长，尤其是老人，生怕孩子会营养不良，所以就一个劲儿地喂孩子，甚至还有意无意地和别人家的孩子比谁吃得多。我们知道，脾胃是用来消化食物的，一旦吃进去的食物超过了脾胃的运化能力，就会导致孩子消化不良。孩子自己又不知道饥饱，往往家长喂多少，他就吃多少，所以很容易就形成了积食。

积食形成后，孩子很容易就会发烧，为什么呢？

大家都知道，有一个成语，叫"祸起萧墙"，指发生祸乱的原因不在国家外部，而是在内部窝里反，此时，守卫边疆的力量就会因为内部的"萧墙之祸"而被削弱，于是，敌人很容易入侵。

从某种意义上讲，积食就属于这种内起的"萧墙之祸"。内忧则外患，孩子的脾胃有积食，所以身体就得调动正气去消化这些多余的食物，那么，在肌表起守卫作用的正气力量就会被削弱，于是，风寒、风热等邪气就很容易侵袭进来。所以说，积食是孩子发烧的常见原因之一。

所以，古人说："若要小儿安，三分饥与寒""鱼生火、肉生痰，青菜豆腐保平安"，是很有道理的。

我有一个朋友，从农村出来到大城市打拼，平时生活很俭朴。有一年冬天，他的朋友找他吃饭，点了好几个菜。当时正在提倡"光盘行动"，于是，我这朋友就努力地埋头苦吃，两人吃完后坐了一会儿就各自回家了。谁知一到家，我这朋友就发起烧来。后来有一次他见到我，就跟我说了这件事，他说："我是真正认识到'积食是引起发烧的常见原因'这一真理了。"

大家想想，成年人尚且如此，更何况平时脾胃就比较虚弱的孩子呢？

古人说："痰生百病食生灾"，那么，除了发烧之外，孩子积食后还有哪些表现呢？

2 家长如何判断孩子是否为积食发烧

◆ 不想吃、肚子胀

这个比较好理解，孩子吃多了自然就不想吃、肚子胀（其实成年人也是一样）。

但有一个问题，孩子的肚子平时摸上去就是鼓鼓的，怎么判断他的肚子是不是胀呢？

我们知道，孩子的元气比较充足，又因为他们腹壁的肌肉非常柔软，所以平时肚子就是鼓鼓的。但大家要注意，这个"鼓"，并非那种很硬的"鼓"，而是非常柔软，像小皮球一样，而且你摸他的肚子，他既不哭闹，也不反对，很愿意让你摸。

但如果孩子积食以后的肚子胀就不一样了，因为吃得太多，所以他的肚子就好像皮球里被塞进去了很多东西似的，摸上去有点儿硬，甚至还可以摸到硬块。同时，他也不愿意让你摸，甚至又哭闹又反对，因为积食后的肚子摸着很不舒服。

此时，家长千万不能再给孩子"硬塞"了，否则越吃积食越严重，肚子越胀，孩子就越遭罪。

◆ 口中异味、舌红苔厚（黄）

口中异味，通俗点儿讲，就是口臭。

我们知道，孩子的口气平时是很清新的，并没有什么特殊的味道，最多也就是有点儿奶腥味。但如果给孩子吃得很多形成积食后就不一样了，这些多余的食物就好比堆在身体里的垃圾，时间长了就容易变馊，这种馊味在胃中顺着食管从口腔出来，就是口臭。

为什么好好的食物会变馊呢？大家想想，如果我们把食物贮存在冰箱里，它会不会变馊？很难。可见，食物变馊是有条件的。什么条件呢？就是要有温度和细菌，而这两样东西，恰恰是我们的胃里都具备的。胃中的温度，以及肠道中（包括正常和不正常）的菌群，都会导致积食变味，就好比夏天堆在墙角的垃圾，如果堆积时间长了，靠近它便会闻到一股馊味一样。

关于舌象的问题，前面我们已经讨论过了：风寒发烧的舌头呈淡红色，因为没有热；风热发烧的舌头呈红色，因为有热。积食发烧和风热发烧类似，因为积食堆积日久，也容易化热，所以舌头也容易呈红色。

除了舌头的颜色会变化外，舌苔的变化也很重要。我们说，风寒发烧的舌苔多呈白色，并且偏薄；风热发烧的舌苔多呈黄色或淡黄色，也是偏薄。那么，积食发烧的舌苔应该是什么样的呢？

西医检查中有一项是"胃镜"，用来检查胃部的疾病，从某种意义上讲，舌象是中医的"胃镜"。我们知道，舌苔是胃中之气上蒸于舌所表现出来的状态，如果胃中有积食，舌苔就会变得厚腻，甚至腻腐（像豆腐渣一样），一如堆积于胃中的积食一般。

同时，如果积食化热，不仅舌头会变红，舌苔也会变黄，原理可以参看我在前面讲过的烤馒头片的例子。

❤ 大便不调、睡卧不宁

说完脾胃的问题，就不得不说说肠道的问题了，因为胃肠相连，积食之后，肠道的问题容易表现为"大便不调"。

什么是"大便不调"呢？要想知道什么是"大便不调"，首先我们得明白什么是"大便调"。

正常的大便是一天一次，或者一天一到两次，或者一两天一次，这都属于正常范围。至于正常大便的质地，我们通常说的"香蕉便"就是最好的例子，成形，如香蕉状，且容易便出来。

除此之外，所有的大便问题，都可以称之为"大便不调"。

从次数上来讲，一天数次、一天十数次，甚至一天数十次的腹泻属于大便不调；同样，数天一次、十数天一次，甚至数十天一次的便秘，也属于大便不调。此外，还有大便刚开始硬、后边稀，或者时而硬、时而稀，甚至伴有酸臭味或有不消化的食物残渣等，都属于大便不调。

为什么孩子会出现"大便不调"呢？多数是因为过度地喂孩子，给孩子的脾胃造成了很大负担，不仅伤了脾胃，还形成了积食。胃肠相连，脾胃出了问题，自然会影响到大肠的功能，从而出现各种类型的大便不调。

除了大便的问题外，积食还容易影响孩子的睡眠，主要表现为睡卧不宁。

中医讲"胃不和则卧不安"。积食日久化热之后，所化之热很容易上扰心神，从而影响孩子的睡眠。

为什么胃中积食所化之热就容易上扰心神呢？

前面我们说过，热一般都往上走，胃中积食所化之热往上走，就会路过心脏，心里有热，就会感觉到烦，一烦，自然就睡不着了。所以，熄灯后孩子还喜欢翻来覆去，即使睡着，也总是蹬被子，都是因为有热的缘故。喜欢狂吃夜宵（尤其是烤肉）的朋友应该比较有体会，晚上吃了烤肉喝了酒，躺下后，一般都得很久才能睡着，就是这个道理。

事实上，除了上面提到的三组症状之外，积食后的症状还有：呕吐酸臭或不消化食物、口腔溃疡、手足心热、汗出以及过敏等，但这些症状并不一定必然会出现，所以我们还是把以上三组症状作为辨证要点来判断孩子是否积食。

积食发烧的中医辨证要点

不想吃，肚子胀，口异味，红厚黄，便不调，睡不香。

延伸阅读·"若要小儿安，三分饥与寒"中的智慧

老人们往往都有这样一个观念，那就是：要给孩子多吃点儿，多穿点儿，孩子才能更好地成长；如果孩子生病了，就更要多吃、多穿，这样孩子才能有体力去抵抗疾病。

事实真的是这样吗？

事实是，现在很多孩子生病的原因，一个是因为吃得太多，另一个便是因为穿得太多。

为什么呢？

首先说说少吃的问题。

大家有没有发现，当我们空腹的时候，思维要比吃了很多东西后活跃。为什么呢？因为空腹时，身体的正气不用分散精力去消化食物，能很好地推送气血到大脑，所以思维会比较活跃。

孩子的生长以及对抗发烧等疾病，也是同样的道理。适当少吃一点儿，一是不给脾胃增加负担；二是让孩子自己能够把已经堆积在胃里的食物消化掉。积食被消化掉以后，身体里的气脉就通畅了，于是，正气充足，既利于孩子生长，又利于感冒痊愈。

孩子发烧后，很多时候，不要说吃肉类、面食等这些不好消化的东西了，即使是粥，也许都喝不下去，家长该怎么办呢？这时，千万别强行地喂孩子，他不想吃，你就让他饿一两顿，饿着点儿其实要比硬让他吃更好。用现在比较流行的说法，这叫"饥饿疗法"。

事实上，"饥饿疗法"不仅可以治发烧，还可以治很多病。

人生在世，容易得很多病，而大部分疾病的成因，第一是吃得太多，第二是睡得太少，第三是思虑过重，第四是不怎么运动。而孩子呢，他睡得不少，没什么思虑，也绝对不缺少运动，那么，能

够让他生病的，基本上就只有吃得太多这一条了。现代社会，很少有孩子生病是因为饿出来的，反倒是吃得太多、吃得太好，导致孩子容易生病。

除此之外，就是穿衣服的问题。

老人们往往喜欢给孩子穿很多，生怕孩子被冻着，被风吹着。而事实呢？恰恰相反。

我在前文提到过，孩子是纯阳之体，阳气非常旺盛，一旦穿多了以后，孩子就容易出汗，一出汗，毛孔肯定就打开了，这时只要有风寒、风热邪气，很容易就进入孩子体内，从而引起发烧。所以，还是别给孩子穿太多为好。

古人说："若要小儿安，三分饥与寒"，不是没有道理的。当然，"饥"与"寒"也不是绝对的，太"饥"或太"寒"也不行，"三分"即可，凡事都不可太过，这点也需要大家注意。

3 治疗孩子积食发烧的食疗方：
山楂陈皮大麦汤

配方：

　　山楂8克、陈皮6克、大麦8克。

具体方法：

　　将山楂、陈皮、大麦用水煮开锅后，再熬20分钟即可。饭后半小时以上服用。

用量：

　　三岁以内的孩子，一次喝小半碗；三岁以上的孩子，一次喝半碗；六岁以上的孩子，一次可以喝多半碗或者一碗。酌量频服，服后汗出热退即可。

　　风寒发烧要祛风散寒，风热发烧要祛风清热，那么积食发烧该怎么办呢？自然是消食化积了。

　　下面我推荐一个消食化积的食疗小方——山楂陈皮大麦汤。

　　配方：山楂8克、陈皮6克、大麦8克。

　　具体方法：将山楂、陈皮、大麦用水煮开锅后，再熬20分钟即可。饭后半小时以上服用。

用量： 三岁以内的孩子，一次喝小半碗；三岁以上到六岁的孩子，一次喝半碗；六岁以上的孩子，一次可以喝多半碗或者一碗。酌量频服，服后汗出热退即可。

　　原理：

　　山楂、陈皮和大麦都可以在超市买到。

　　其中，山楂能消食化积，解决积食的问题。

　　积食多了以后，嗓子里就容易生痰，可以用陈皮来化；同时，陈皮还有理气的作用，能增强胃肠动力，解决因积食而导致的气滞、肚子胀等问题。

　　大麦可以消食和胃，我们平时喝的大麦茶就是用大麦熬制的，喝到胃里很舒服，所以我们这里也用大麦。孩子平时没事儿的时候，也可以喝点儿大麦茶，帮助消食和胃，比喝各种饮料好。

延伸阅读·给孩子吃烤馒头片能够燥湿

　　如果非要给孩子吃零食，那么可以给他吃点儿烤馒头片。

　　首先，馒头是发面，好消化，而且用火烤了以后，熟上加熟，就更好消化了。

　　其次，烤馒头片比较干、比较香，有的孩子有脾湿（如喜欢流口水、拉肚子等）的情况，吃烤馒头片能够燥湿（中医祛湿法之一，用性质比较干燥的药物组方以祛除湿邪）。

　　因此，烤馒头片最适合体内有湿有寒的孩子。当然，孩子在正常情况下（没湿没寒没热），也可以吃一点儿。

　　唯一需要注意的是，因为烤馒头片是烤制的，所以，对于热性体质的孩子，或患了风热发烧的孩子，就不太适合了。

4 治疗孩子积食发烧的中成药推荐

♥ 大山楂丸

山楂陈皮大麦汤适合在稍有积食，且各种积食症状都比较清浅，如孩子不太想吃饭、肚子有点儿胀的时候服用。如果孩子各种积食症状都比较重，如食欲下降，肚子胀得比较大，并且舌苔厚腻，这个时候，就得吃大山楂丸了。

大山楂丸是把山楂、神曲和麦芽三种药物炒焦成焦山楂、焦神曲和焦麦芽，也就是我们常说的"焦三仙"。

三种药物中，山楂擅于消化肉积。一般我们做炖肉的时候，放点儿山楂进去，肉就更容易炖烂，其消化肉积的力量由此可见一斑。因此，如果平时肉吃多了，可以吃点儿山楂。

神曲是怎么来的呢？把谷物的糠麸发酵后，团成小球，就是神曲。根据取类比象理论，神曲擅于消化谷积和酒积——酒也是用谷物发酵而成的。因此，吃谷类如米饭多了，或者成人喝酒多了，可以吃点儿神曲。

麦芽是小麦的嫩芽做成的药物，还保留有小麦生长的能量，所以擅于消化面食积滞。如果面食吃多了，可以泡点儿麦芽茶喝。

把以上三种药物炒焦之后，它们消食化积的力量就变得更加纯正平和，而不是以生药消生食了，所以效果更好。

大山楂丸酸酸甜甜，口感一流，像果丹皮似的，家里可以常备一些。

一般情况下，三岁以下的孩子一次吃三分之一丸，三岁以上六岁以下的孩子一次吃二分之一丸，六岁以上的孩子一次吃一丸。因为其作用是消食化积，所以大山楂丸一般都是放在饭后或者睡前吃。

这个药不仅孩子积食的时候可以吃，大人如果积食，也可以吃。

⊙ 保和丸

如果孩子积食的情况更严重一些，如肚子胀得厉害，口中异味比较明显，舌头也比较红，舌苔也很厚腻，并且大便不调，睡眠也受到了影响，这个时候，就得吃保和丸了。

保和丸的力量比大山楂丸要更大一些，因为它在焦三仙的基础之上，又加了一些行气、化痰和健脾、清热的药物。

为什么要行气呢？前面我们说了，行气就能够增加胃肠的动力。

为什么要化痰呢？因为积食就容易生痰。

为什么要健脾呢？因为积食日久，脾胃多数都比较虚；反过来说，如果脾胃较虚，也容易产生积食，所以要健脾。

为什么要清热呢？是为了清积食日久所化之热。

保和丸的药性里，陈皮行气化痰，半夏化痰理气，茯苓健脾，连翘清热，更有炒莱菔子，既能行气，也能化痰，还能配合焦三仙消食，所以消食化积的力量更加纯正平和。

保和丸的用量和大山楂丸一样，一般情况下，三岁以下的孩子一次吃三分之一丸，三岁以上六岁以下的孩子一次吃二分之一丸，六岁以上的孩子一次吃一丸，饭后或者睡前吃。

需要注意的是，吃保和丸一定要吃大蜜丸，因为水蜜丸很小很硬，本身就不好消化，效果不如大蜜丸好。

注意： 无论是大山楂丸，还是保和丸，本身都是不能退烧的，它们只能消化积食，解决孩子体内的"萧墙之祸"，要想祛除外邪退烧，还需要结合我们前两章学过的风寒、风热发烧的辨证、食疗及推拿方法。当然，因为积食容易化热，所以，积食发烧一般都和风热发烧联系得比较紧密，这点也需要大家注意。

 ## 延伸阅读·消食化积药可以长期服用吗

大山楂丸和保和丸等是很好的消食化积药，那么，这些药可以长期服用吗？

答案是否定的。

有积食时，我们可以用消食化积药；如果没有，就不能再用了。因为有积食，药吃到胃里后，就会发挥消食化积的作用；但如果没有积食还吃药，那么药力便只能由胃本身来消受了——没有积食可供消化，只能由脾胃来消化这些药物，因此，越吃脾胃越虚。古人说："有是证，用是药；有病病受之，无病人受之"，就是这个意思。

可见，是药三分毒，即使是好吃得像果丹皮一样的大山楂丸，也是不能乱吃的，一定要在对症的情况下才可以服用。

反过来讲，服用消食化积药，只要吃到孩子的肚子不再发胀、舌头不再发红、舌苔变得薄白、大便正常……也就是各种症状消失后，就可以停药了，坚决不提倡长期服用。

此外，停药以后，要注意合理饮食，必须管得住嘴，这才能从根本上解决积食的问题。

我们说，给孩子吃饭要用减法，千万别给他吃那么多，老给他吃这个吃那个，孩子肯定会积食的。

家长一定要记住那句老话："若要小儿安，三分饥与寒"。

5 治疗孩子积食发烧的推拿手法

治疗孩子积食发烧选穴：

运八卦，清脾胃，退六腑，清大肠。

推拿介质：

鸡蛋清或滑石粉。

⊙ 运八卦

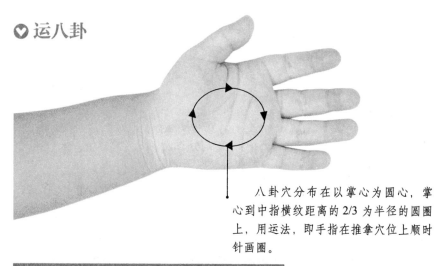

八卦穴分布在以掌心为圆心，掌心到中指横纹距离的2/3为半径的圆圈上，用运法，即手指在推拿穴位上顺时针画圈。

运八卦
时间： 5 ~ 10 分钟。
功效： 消食化积，理气除胀。用于积食引起的呕吐、腹泻；咳痰、胸闷、心烦等。

注意： 运八卦时要按住离卦（中指部位），以免孩子心神不安。

⊙ 清脾胃

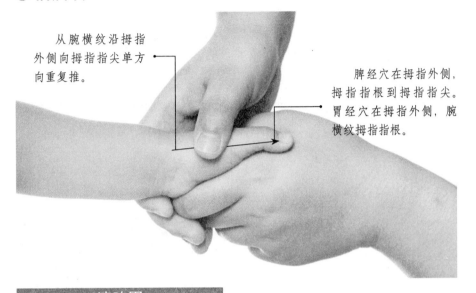

从腕横纹沿拇指
外侧向拇指指尖单方
向重复推。

脾经穴在拇指外侧，
拇指指根到拇指指尖。
胃经穴在拇指外侧，腕
横纹拇指指根。

清脾胃
时间：5 ~ 10分钟。
功效：消食积、清胃热。用于积食引起的肚子胀、口中异味、舌红苔黄厚腻等症。

　　注意：清脾胃两穴联推，因为积食属于身体里多余的东西，所以要用泻法，从拇指指根向拇指指尖推。

❤ 退六腑

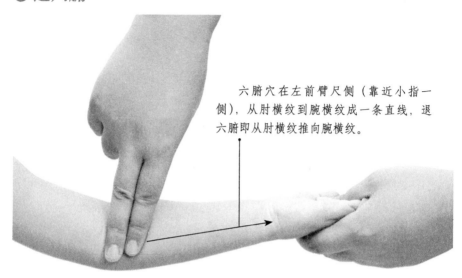

六腑穴在左前臂尺侧（靠近小指一侧），从肘横纹到腕横纹成一条直线，退六腑即从肘横纹推向腕横纹。

退六腑

时间：5 ~ 15 分钟。

功效：退高烧、降实火、清痰热。主治一切实热证。

注意：前面我们说了，积食发烧一般与风热发烧并见，所以都用退六腑穴，一是清发烧之热，二是清食积所化的脏腑之热。

❤ 清大肠

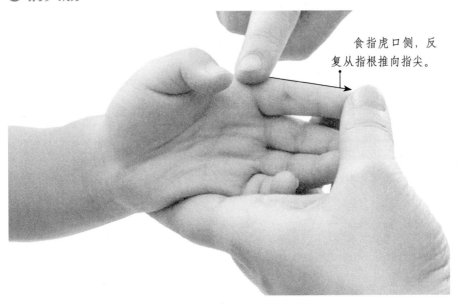

食指虎口侧，反复从指根推向指尖。

清大肠
时间：5 ～ 10 分钟。 **功效**：消食通便。用于积食所导致的各种大便不调。

　　注意：清脾胃解决的是胃里积食的问题，而清大肠解决的则是大肠里大便不调的问题。可能有人会有疑问：积食导致的大便不调中，便秘用清大肠肯定是对的，那么拉肚子还用清大肠吗？事实上，只要是积食，就可以用清大肠。因为积食的时候，症状可能是便秘，也可能是拉肚子。积食发烧时的拉肚子是什么样的呢？古书上描述，叫"泻如败卵"，虽然也是拉，但是拉出来的大便像臭鸡蛋一样，很臭，

这是因为孩子消化不良所导致的。此时，我们要帮助孩子把这些"垃圾"给排出去，积食才会好。所以，无论是什么样的大便不调，只要是由积食引起的，我们都要用清大肠穴。

应对孩子积食发烧口诀

不想吃，肚子胀，口异味，红厚黄，便不调，睡不香，大山楂，保和康，运八卦，清脾胃，退六腑，清大肠。

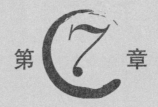

第 **7** 章

{ **孩子夹惊发烧怎么办** }

　　夹惊发烧，顾名思义，就是指孩子发烧的同时，夹有受惊的表现。事实上，孩子发烧后，容易出现"三夹"的情况，即夹食、夹痰和夹惊。其中，夹食（夹有积食）最为多见，夹痰（夹有咳嗽、吐痰、甚至哮喘）次之，此外就是夹惊（夹有受惊、抽动）。

1 为什么孩子会夹惊发烧

关于夹惊的原因，西医学认为是孩子神经系统发育尚不完全导致的；从中医角度讲，是因为孩子"神气怯弱"，所以很容易受到外界事物的惊扰。如果这种惊扰恰好在孩子发烧时发生，我们就把这种发烧称之为夹惊发烧。

夹惊发烧，主要涉及的脏腑是肝和肺。与发烧有关的是肺，与夹惊有关的则是肝。我们在第 1 章介绍小儿五脏生理特点时讲过，孩子"五脏之中肝有余"——肝气本来就旺盛有余，容易上火，发烧时便更容易亢盛有余。中医认为，肝主人体的情志活动，所以，孩子一受到惊扰，首当其冲的脏腑便是肝。

夹惊发烧需要及时治疗，如果治疗不及时，可能会导致惊风抽搐，就是我们常说的"烧抽了"。当然，如果孩子长时间高烧不退，也可能导致惊风抽搐——中医把这个叫作"热极生风"，好比火苗烧得很旺的时候，周围多会有风一样的感觉，于是，风助火势、火借风威、风火相煽。此时，应当及时送孩子去医院，我们在第 2 章"什么样的发烧要找大夫"里曾介绍过这种情况，这里就不再赘述了。

那么，如何才能及时判断孩子的发烧是否夹惊呢？

好妈妈枕边书

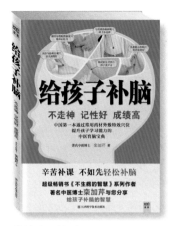

《给孩子补脑：
不走神、记性好、成绩高》
出版社：江西科学技术出版社
书号：978-7-5390-5231-1
定价：32元 开本：16开
出版日期：2015-1

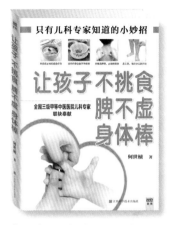

《让孩子不挑食、脾不虚、身体棒》
出版社：江西科学技术出版社
书号：978-7-5390-5209-0
定价：32元 开本：16开
出版日期：2014-11

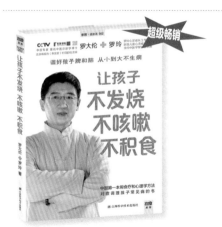

《让孩子不发烧、不咳嗽、不积食》
出版社：江西科学技术出版社
书号：978-7-5390-4791-1
定价：32元 开本：16开
出版日期：2014-1

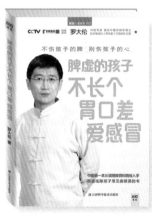

《脾虚的孩子不长个、胃口差、爱感冒》
出版社：江西科学技术出版社
书号：978-7-5390-5178-9
定价：32元 开本：16开
出版日期：2014-9

好妈妈枕边书

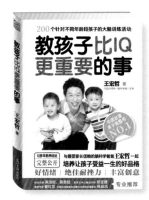

《 教孩子比IQ更重要的事 》
出版社：光明日报出版社
书号：978-7-5112-6763-4
定价：32元　开本：16开
出版日期：2014-9

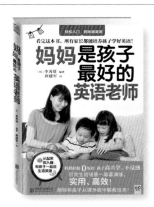

《 妈妈是孩子最好的英语老师 》
出版社：北京联合出版公司
书号：978-7-5502-3332-4
定价：39.8元　开本：16开
出版日期：2014-8

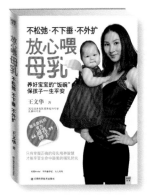

《 放心喂母乳：不松弛 不下垂 不外扩 》
出版社：江西科学技术出版社
书号：978-7-5390-5079-9
定价：36元　开本：16开
出版日期：2014-7

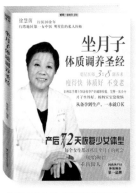

《 坐月子体质调养圣经 》
出版社：江西科学技术出版社
书号：978-7-5390-5088-1
定价：68元　开本：16开
出版日期：2014-5

健康课微信
为您提供最优质的健康知识

订购电话：010-84798009
淘宝商城（紫图图书专营店）：
http://ztts.tmall.com

2 家长如何判断孩子是否为夹惊发烧

❤ 哭闹不安

夹惊发烧的孩子，首先出现的症状便是哭闹不安。

为什么夹惊发烧的孩子容易哭呢？我们还是从五行理论中去找寻答案。

我们在前文讲了，肝主情志，孩子的五脏之中肝有余，所以一受惊扰，肝脏首先就受到扰动。在五行理论中，肝属木，开窍于目，所以肝一受到惊吓，首先便表现为其所开之窍——眼睛开始流泪，就好比肺一受到寒邪侵袭，首先就表现为其所开之窍——鼻子开始流清涕一样。

虽然孩子平时也会因为惊吓而哭，但在夹惊发烧的时候，则更为明显，甚至一直哭个不停，就是因为本就有余的肝气因为受到惊扰，而表现得更加有余的缘故——"天之道，损有余而补不足"，所以，流泪其实是身体的一种自我保护，一如流鼻涕是身体的自我保护一样。

❤ 睡中惊醒

大家可能都有这样的体会：平时我们看孩子睡觉，简直就是一种享受，他的小眼睛一闭，一呼一吸，均匀且安静。但是，如果孩子发烧后有夹食或夹惊的情况，就不一样了。

前面我们说过，孩子有积食后，如果积食化热，热扰心神，则往往表现为睡卧不宁——翻来覆去睡不着，或者即使睡着，也喜欢蹬被子。

孩子夹惊发烧后，睡眠也会受到干扰，主要表现为睡中惊醒——本来睡得好好的，突然就醒了，并且开始哭闹，总喊"怕、怕、怕"什么的。遇到这种情况，我们就要考虑，可能是有夹惊的因素在里面，需要特别注意。

❤ 手足抽动

为什么夹惊发烧的孩子会手足抽动呢？

中医认为，肝主筋——周身所有的筋，都归肝所主。我们说，孩子受到惊吓后，首先被惊扰到的便是肝，肝受到惊扰，那么它所主的筋就会出现问题，手足部的筋一抽抽，便表现为手足抽动。

手足抽动属于孩子夹惊发烧中比较严重的一个症状，如果再重一些，就是我们前面说的"烧抽了"，得赶紧送医院治疗。

此外，孩子夹惊发烧还可能伴有面色发青、耳郭发冷等症状，但这些要么就不太好判断，要么就不一定会出现，所以我们还是将以上三个症状作为辨证要点。

夹惊发烧的中医辨证要点

惕哭闹，睡不安，手足动。

---

3 治疗孩子夹惊发烧的外用疗法：菊花枕

用药： 白菊花 100 克、绿豆衣 100 克、蚕沙 200 克。

治疗风寒发烧要祛风散寒，治疗风热发烧要祛风清热，治疗积食发烧要消食化积，那么，治疗夹惊发烧该怎么办呢？

因为夹惊的情况主要与肝有关，所以，我们要平肝镇惊。下面我推荐一个夹惊发烧的外用小方——菊花枕。

用药： 白菊花 100 克、绿豆衣 100 克、蚕沙 200 克。正规中药店可买到。

菊花枕并不局限于治疗孩子夹惊发烧，它是治疗孩子受惊的一个比较好的外治方法，源自隋代名医巢元方的《诸病源候论》。

该方专门针对小儿肝气较旺，容易受惊的体质特点而制。

其中，白菊花清肝明目，能散肝经郁热，同时，取其色白属金以克肝木，解决孩子肝气有余亢盛的问题；绿豆衣能清热，并取其色青以入肝经，专清肝脏受惊后其气亢盛有余而生之热；蚕沙镇惊、化浊、辟秽，解决肝受惊扰并夹有其他秽浊之气的问题。

因方中蚕沙的可塑性较强，所以，该方以蚕沙为主，作为枕头的填充物。

此外，如果孩子平时就胆子特别小，不敢一个人待着，一受惊吓就哭，还可以在孩子的床头或身上佩戴一块琥珀配饰，以镇惊安神。

4 治疗孩子夹惊发烧的推拿手法

治疗孩子夹惊发烧选穴：

加重平肝，清肺，下取天河，揉小天心。

推拿介质：

首选滑石粉，如果没有，薄荷水或凉水亦可。

❤ 平肝（加重）清肺

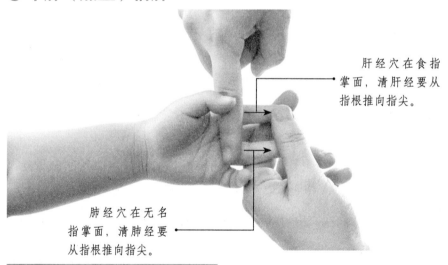

肝经穴在食指掌面，清肝经要从指根推向指尖。

肺经穴在无名指掌面，清肺经要从指根推向指尖。

> ### 平肝（加重）清肺
> 平肝清肺就是同时清肝经和肺经，并增加平肝的力度、时间和次数。
>
> **时间：** 5 ～ 10 分钟。
>
> **功效：** 平肝清热，疏风清热解表。

注意： 清肺和我们之前的推拿手法一样，就不多讲了，说说加重平肝。

加重平肝即平肝的力度、时间和次数都有所增加。前面我们说了，孩子发烧的时候夹有惊吓，主要与肝有关，所以，推拿时我们要加重平肝。

❤ 下取天河

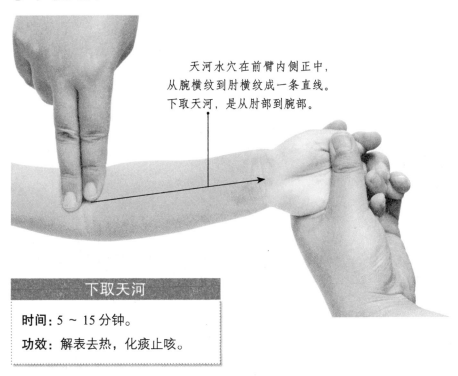

天河水穴在前臂内侧正中，从腕横纹到肘横纹成一条直线。下取天河，是从肘部到腕部。

下取天河
时间： 5 ~ 15 分钟。
功效： 解表去热，化痰止咳。

注意： 夹惊发烧时，孩子烧得一般都比较高，可能会出现我们上面所说的"热极生风"的情况，所以，我们选用清热力量更强的下取天河，使热清风自熄。

❤ 揉小天心

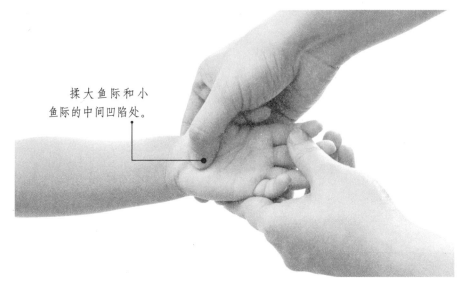

揉大鱼际和小
鱼际的中间凹陷处。

揉小天心
时间: 5 ~ 10 分钟。

注意: 小天心穴的作用相当于菊花枕或琥珀,有镇惊安神的功效,来回揉即可。

应对孩子夹惊发烧口诀

  惕哭闹,睡不安,手足动,菊枕参,下天河,清肺肝,小天心,自然安。

延伸阅读·家长的不良情绪会影响孩子的健康

在临床看病时间长了，就会总结出一些规律，比如，如果孩子患有多动症或抽动秽语综合征，那么，家长的情绪往往都有一些问题，这些问题可能是因为孩子的病所导致的，而更为重要的是，这些问题也可能反过来影响孩子的健康。

前段时间有一个孩子因为发烧兼有积食，由妈妈带着来找我看诊。这个孩子除了夹食发烧外，还有多动的倾向，比如，把脉的时候，孩子几秒钟都安静不下来，一只手在把脉，另一只手就不停地去翻诊桌上的东西。我因为辨证的需要，捏了一下孩子的耳朵，孩子竟也"调皮"地过来捏我的耳朵，妈妈让他别乱动也不管用。

其实，这个孩子出现多动的倾向，跟妈妈有着很大的关系。

大家知道，一般看诊，患者或家属都是坐在诊桌的旁边，而这个妈妈一进门就凑到我跟前，有好几次几乎都要拉着我的胳膊让我给孩子好好看看，表现得非常紧张。我不得不把她先安顿好，然后对她说："首先，你不要紧张，这个积食发烧很快就能治愈，关键问题是你的情绪要淡定，你淡定了，孩子才能淡定，病才能好得快。"然后，我又跟她解释了一些家长的情绪对孩子健康影响的问题，让她回去后多多注意。

孩子第二次来看诊时，烧已经退了，虽然积食还有一些，但已经非常轻了。而最重要的是，因为孩子的妈妈开始注意管理自己的情绪，所以，孩子多动的情况也大为好转。

因此，在日常生活中，我们一定要注意调整自己的情绪，尽量平和、淡定，不要给孩子造成不好的影响。

第**8**章

孩子患其他类型的
发烧怎么办

在前几章里，我们介绍了风寒、风热、积食、夹惊等四种孩子最常见的发烧类型及其辨治方法。事实上，除了这四种发烧外，还有另外七种发烧也比较常见，即寒包火型发烧、少阳发烧、寒湿发烧、湿温发烧、营卫不和型发烧、阳虚发烧和气虚发烧。因为这些发烧不是孩子常见的因为风寒、风热或积食、受惊等典型因素所导致的发烧，所以我们把它们统称为"非典型性发烧"。

1 孩子寒包火型发烧怎么办

什么是"寒包火型发烧"？简而言之，就是风寒发烧和风热发烧夹杂起来了。

一般情况下，孩子发烧的初期多是风寒发烧，但如果孩子的体质偏热或治疗不当，便可能很快转变成风热发烧，这个由风寒发烧向风热发烧转变的中间状态，就叫作"寒包火型发烧"，又称外寒内热型发烧。"寒包火"，顾名思义，就是寒在外，火在内，内火被外寒给包住了。此时，孩子的皮肤肌表是风寒发烧的特点，表现为发烧、不出汗，但再往里走就表现为风热发烧的特点了，表现为鼻涕、痰变黄变稠，舌头变红，舌苔变黄。同时，咽喉、扁桃体、淋巴结也可能变得红、肿、痛，并且因为风寒邪气入里化热，所以孩子也可能会出现心烦哭闹等症状。

风寒发烧要祛风散寒，风热发烧要祛风清热，那么，寒包火型发烧该怎么办呢？

其实很简单，把治疗风寒发烧和风热发烧的推拿手法加起来即可：

平肝清肺，揉一窝风，清天河水，退六腑，提捏大椎。

具体时间和次数与治疗风寒发烧、风热发烧相同。

平肝清肺

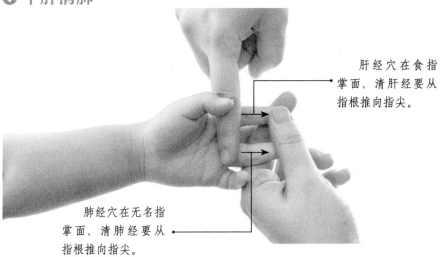

肝经穴在食指掌面，清肝经要从指根推向指尖。

肺经穴在无名指掌面，清肺经要从指根推向指尖。

平肝清肺

平肝清肺就是同时清肝经和肺经。

时间：5 ~ 10分钟。

功效：疏风清热解表。

❤ 揉一窝风

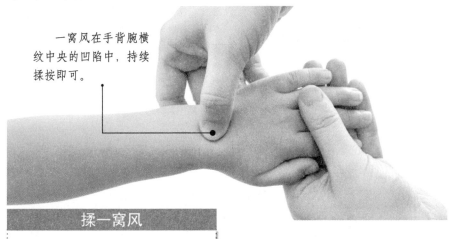

一窝风在手背腕横纹中央的凹陷中，持续揉按即可。

揉一窝风

时间：5 ~ 10分钟。

功效：祛风解表散寒，缓解鼻塞。

♥ 清天河水

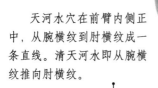

天河水穴在前臂内侧正中，从腕横纹到肘横纹成一条直线。清天河水即从腕横纹推向肘横纹。

清天河水

时间：5 ～ 15 分钟。

功效：解表去热，化痰止咳。

♥ 退六腑

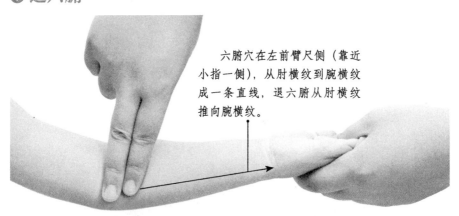

六腑穴在左前臂尺侧（靠近小指一侧），从肘横纹到腕横纹成一条直线，退六腑从肘横纹推向腕横纹。

退六腑

时间：5 ～ 15 分钟。

功效：能清热、凉血、解毒，主治一切实热证。

⊙ 提捏大椎

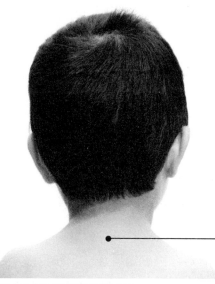

低头时，颈椎突起最高的那个骨节下面的凹陷处，用提捏法。

提捏大椎
时间：1 ~ 2分钟，或20 ~ 30次。 **功效**：发汗退烧。

注意：提捏大椎与拿列缺类似，也比较痛，所以放到最后使用，切忌提捏时间过长，汗出烧退即可。

⊙ 服用中成药麻杏甘石颗粒

如果服用中成药，那么可选择麻杏甘石颗粒。

具体用量：一般情况下，三岁以下的孩子一次吃成人的三分之一量，三岁以上六岁以下的孩子一次吃二分之一量，六岁以上的孩子按成人量服用。服至微微汗出烧退后即可。

2 孩子少阳发烧怎么办

少阳，是一个比较特殊的中医名词。

在医圣张仲景的著作《伤寒论》中，把人体的疾病由浅到深分为六个层次，依次为：太阳、少阳、阳明、太阴、少阴、厥阴。其中，太阳病就是我们一般说的邪在肌表的发烧，比如我们之前介绍的风寒、风热发烧，就都属于太阳病。如果孩子的身体较虚，那么邪气就容易再往里走，邪气走到少阳这个层次所导致的发烧，就是我们所说的少阳发烧。

少阳发烧都有什么表现呢？

首先是往来寒热——孩子一会儿感觉到冷，一会儿感觉到热，或一会儿发烧，一会儿又不烧了，这就叫往来寒热。除了往来寒热外，孩子还可能伴有恶心、呕吐、口苦、嗓子干或红肿、眼睛发红、发酸、看东西有黑影，或者常常流泪，以及耳痛、耳痒、耳聋、心烦哭闹、不想吃饭、舌边尖红、苔白微黄等症状。

少阳发烧的症状比较多，也比较杂，不一定会全部出现。一般情况下，如果孩子发烧后，以上症状中有三个症状同时出现，比如往来寒热、恶心、口苦，或发烧、呕吐、嗓子干等，那么我们基本就可以判定这个发烧是少阳发烧了。

少阳发烧的症状虽然比较复杂，但治疗起来却很简单：和解少阳即可。

少阳发烧推拿穴位时，可以选用平肝清肺、清天河水、补脾清胃，每穴 5 ～ 15 分钟。

⊙ 平肝清肺

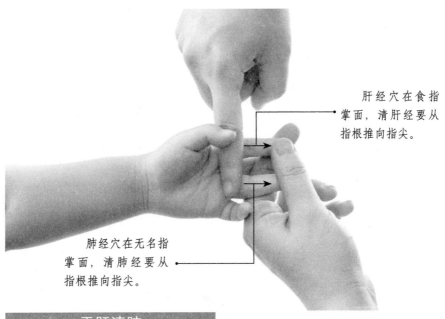

肝经穴在食指掌面，清肝经要从指根推向指尖。

肺经穴在无名指掌面，清肺经要从指根推向指尖。

平肝清肺

平肝清肺就是同时清肝经和肺经。

时间： 5 ～ 15 分钟。

功效： 疏风清热解表。

⚬ 清天河水

天河水穴在前臂内侧正中，从腕横纹到肘横纹成一条直线。清天河水即从腕横纹推向肘横纹。

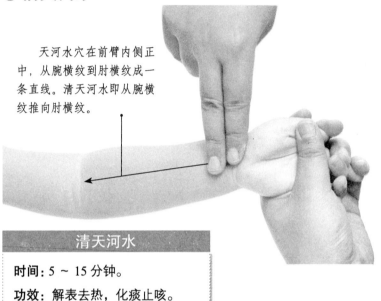

清天河水
时间：5 ~ 15 分钟。
功效：解表去热，化痰止咳。

⚬ 清补脾胃

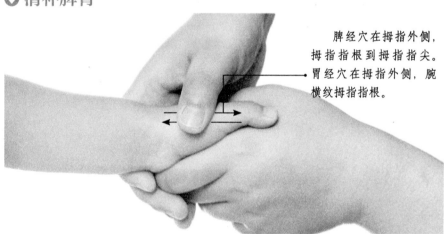

脾经穴在拇指外侧，拇指指根到拇指指尖。胃经穴在拇指外侧，腕横纹拇指指根。

清补脾胃
从腕横纹沿拇指外侧向拇指指尖方向重复来回推。
时间：5 ~ 15 分钟。

♥ 服用小柴胡颗粒

和解少阳，可以服用小柴胡颗粒。

具体用量：一般情况下，三岁以下的孩子一次吃成人的三分之一量，三岁以上六岁以下的孩子一次吃二分之一量，六岁以上的孩子按成人量服用。

如果用推拿方法再加上服用小柴胡颗粒，效果就更好了。

延伸阅读·孩子喝不了汤药怎么办

一般汤药都比较苦，所以，孩子很难喝下去。除了我们上面推荐的方法外，还有两个小办法可以试试。

（1）可以适当在熬好的汤药里加点儿白糖或蜂蜜，中和一下苦味。如果怕加白糖或蜂蜜后影响药效，还有一个比较好用的方法，那就是：当着孩子的面把一小块冰糖放到药碗里，然后告诉他，喝完药就能吃到冰糖了，孩子一般都会很踊跃地把汤药一饮而尽。

（2）用吸管喝。用吸管可以有效减少汤药在嘴里停留的时间和范围，如果孩子实在喝不下去，不妨试试。但有一点需要注意：一定要等到汤药稍微晾凉一点儿再让孩子用吸管喝。

3 孩子寒湿发烧怎么办

寒湿发烧对孩子来说也比较常见，尤其是近些年，因为人们饮食习惯的改变以及气候变化，导致寒湿发烧越来越多。

为什么孩子容易得寒湿性的发烧呢？

首先一个原因，就是病从口入——给孩子吃很多寒湿性的东西，如水果、冷饮等；其次，便是气候的因素，尤其是暑湿天气里，本来天气就潮湿闷热，如果再给孩子吃西瓜、冷饮等，便很容易伤及脾胃阳气，脾胃阳气一伤，这些寒湿邪气就容易待在胃肠里为患，从而引起发烧。所以，有人把寒湿发烧称为胃肠感冒。

当然，还有医源性的寒湿发烧，多是因为动不动就输液造成的，在第1章中我们曾探讨过，这里就不再细说了。

寒湿发烧，除发烧本身外，首先的表现便是头痛昏重。如果孩子在发烧的同时总是抱着头，或者总敲头，那么我们就要考虑，这个发烧可能是寒湿发烧。《黄帝内经》说："湿盛者，首如裹"——如果身体里湿气太盛，那么头就会像裹了一层布一样，而且裹的还是湿布，当然会感觉到不舒服了。

同时，孩子还可能会出现胸脘痞闷、不想吃饭、上吐下泻等症状，都是湿浊之气影响胃肠功能的表现。吐泻，是身体本能地想把寒湿之气排出去；不想吃饭、胸脘痞闷，也是身体的一种自我保护措施。

除此之外，还有一些症状也可以辅助家长判断孩子是否是寒湿发烧，比如身体倦怠、肌肉发疼、干什么都懒得动等。想一想，如果我们身上背了好几个大水袋，并且不是背在外面，而是背在身体的皮肤肌肉里面，那我们也会感到很难受。

风寒发烧的舌象是淡红舌，薄白苔；风热发烧或寒包火型发烧是红舌，薄黄苔；积食发烧是红舌，厚腻（黄）苔；少阳发烧是舌边尖红，苔白微黄。那么，寒湿发烧的舌苔应该是什么样的呢？

因为引起发烧的是寒湿性的邪气，并且孩子脾胃的阳气也比较受伤，所以寒湿发烧的舌象是偏淡色的胖大舌、白腻苔，并且水滑。舌苔水滑的原因是因为孩子的体内有湿邪，那么，白腻是什么意思呢？苔白，说明体内并没有热，邪气是偏寒性的；苔腻，则是因为有湿浊之气盘踞在体内，所以在舌面上表现为厚厚的、非常致密的一层舌苔，就像奶油雪糕一样。

寒湿发烧推拿穴位时，可以选用推上三关、揉板门、补脾清胃、平肝清肺，每穴 5 ~ 15 分钟。

♥ 推上三关

从手腕靠近大拇指这一侧上推到肘部，为推上三关。

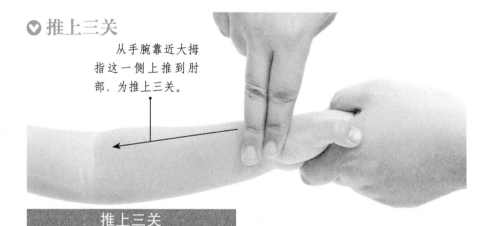

推上三关
时间：5 ~ 15 分钟。
功效：温补阳气。

❤ 揉板门

手掌大鱼际中部
有个小筋头，即板门
穴，按揉即可。

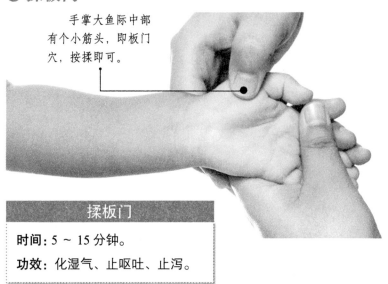

揉板门
时间：5 ~ 15 分钟。
功效：化湿气、止呕吐、止泻。

❤ 清补脾胃

脾经穴在拇指外
侧，拇指指根到拇指指
尖。胃经穴在拇指外
侧，腕横纹拇指指根。

从腕横纹沿拇
指外侧向拇指指尖
方向重复来回推。

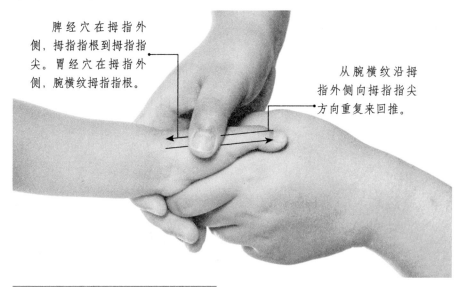

清补脾胃
时间：5 ~ 15 分钟。
功效：消食积、清胃热。

❤ 平肝清肺

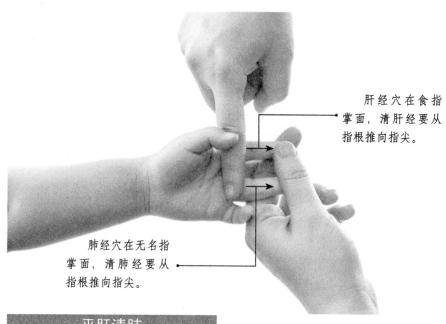

肝经穴在食指掌面，清肝经要从指根推向指尖。

肺经穴在无名指掌面，清肺经要从指根推向指尖。

平肝清肺
平肝清肺就是同时清肝经和肺经。
时间：5 ～ 15 分钟。
功效：疏风清热解表。

❤ 藿香正气水贴肚脐

如果用推拿方法再加上藿香正气水贴肚脐，效果就更好了。

可以用卫生棉球蘸藿香正气水后，用胶布固定贴在肚脐上。

为什么贴肚脐也能起作用呢？因为孩子从母亲身体里出来之前，他和母亲进行气血沟通的通道是脐带，出生后，虽然脐带被剪断了，但肚脐却留了下来，并且作为人体和外界沟通最直接、最通透的一个通道。因此，药物可以比较容易地通过肚脐进入胃肠，去解决胃肠感冒的问题。

藿香正气水里有很多祛寒除湿的药物，寒湿之邪一除，则发烧、头重如裹、胸脘痞闷等症状自然就好了。

用藿香正气水有两个问题需要注意：

（1）藿香正气水里有酒精，孩子皮肤很娇嫩，尤其是肚脐则更为娇嫩，因此贴上去孩子可能会感觉到刺痛。所以，如果孩子还小，可以用藿香正气胶囊，把胶囊里的颗粒倒出来，用温水调匀以后贴肚脐。

（2）贴到孩子微微汗出，不发烧就可以了；不可贴太长时间，否则容易上火。

4 孩子湿温发烧怎么办

　　和风寒发烧入里化热就变成寒包火型发烧一样，因为孩子体质偏热或治疗不当而化热，就会变成湿温发烧。最近几年的流行性发烧，多数就以湿温发烧为主。

　　湿温发烧的症状，基本上就是风热发烧、少阳发烧和寒湿发烧的结合，如往来寒热、微有汗出、流黄涕、头重如裹、胸脘痞闷、恶心、吐泻、倦怠身疼、口苦、嗓子干或红肿、眼睛发红、发酸、心烦哭闹及不想吃饭等。

　　湿温发烧后，因为邪气化热的缘故，所以虽然舌头也胖大，但却不像寒湿发烧一样颜色偏淡，而是要偏红一些，尤其是边尖较红。同时，舌苔也不再是白腻水滑，而是变为白中带些黄色发腻了。

　　寒湿发烧要祛寒除湿，湿温发烧则需要祛湿清热。

　　湿温发烧推拿穴位时，可以选用揉板门、平肝清肺、补脾清胃、清天河水，每穴 5 ～ 15 分钟。

❤ 揉板门

手掌大鱼际中部
有个小筋头，即板门
穴，按揉即可。

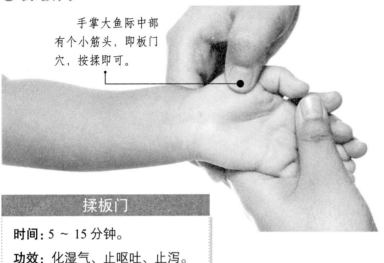

揉板门

时间： 5 ~ 15 分钟。

功效： 化湿气、止呕吐、止泻。

❤ 平肝清肺

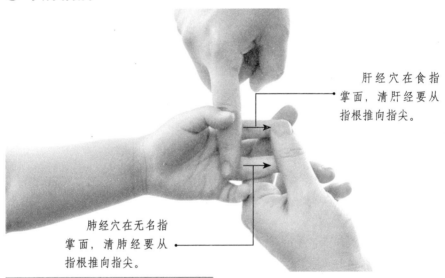

肝经穴在食指
掌面，清肝经要从
指根推向指尖。

肺经穴在无名指
掌面，清肺经要从
指根推向指尖。

平肝清肺

平肝清肺就是同时清肝经和肺经。

时间： 5 ~ 15 分钟。

功效： 疏风清热解表。

✿ 清补脾胃

脾经穴在拇指外侧，拇指指根到拇指指尖。胃经穴在拇指外侧，腕横纹拇指指根。

从腕横纹沿拇指外侧向拇指指尖方向重复来回推。

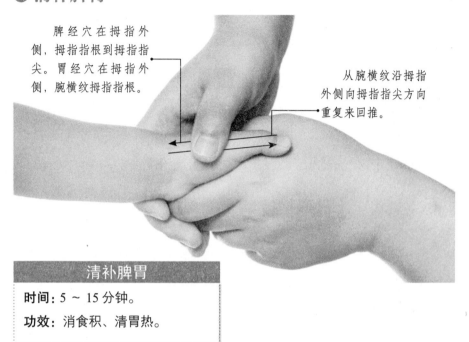

清补脾胃

时间： 5 ~ 15 分钟。

功效： 消食积、清胃热。

✿ 清天河水

天河水穴在前臂内侧正中，从腕横纹到肘横纹成一条直线。清天河水即从腕横纹推向肘横纹。

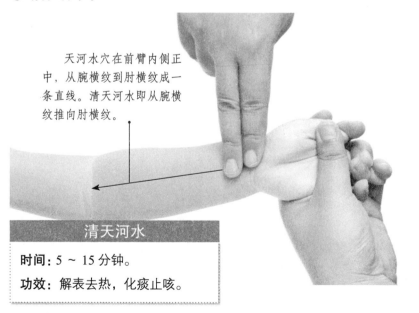

清天河水

时间： 5 ~ 15 分钟。

功效： 解表去热，化痰止咳。

❤ 用小柴胡颗粒、藿香正气水给孩子贴肚脐

用小柴胡颗粒兑藿香正气水给孩子贴肚脐即可。如果孩子能口服这两味药，就更好了。

口服用量：一般情况下，三岁以下的孩子一次吃成人的三分之一量，三岁以上六岁以下的孩子一次吃二分之一量，六岁以上的孩子按成人量服用。

如果用推拿方法再配上服用小柴胡颗粒和藿香正气水贴肚脐，效果就更好了。

虽然湿温发烧的治疗比较简单，但事实上，湿温发烧并不太好治，毕竟它的情况要比寒湿发烧更为复杂。所以，如果孩子用藿香正气水贴肚脐加服用小柴胡颗粒及推拿后还没有效果，就得去找当地有经验的中医及时诊治了。

5 孩子营卫不和型发烧怎么办

　　风寒发烧的症状是流清涕、清稀痰、淡红舌、不出汗，风热发烧的症状是黄浊涕、黄黏痰、红肿痛、微有汗。

　　事实上，还有一种发烧，也是流清稀的鼻涕，吐清稀的痰，舌头也是淡红色的，但是却会出汗，并且是时不时地出虚汗，出得还挺多，烧却怎么也退不了，同时，还伴有怕风、鼻子堵等症状。

　　这种发烧，我们把它称之为营卫不和型发烧。

　　中医认为，人体的皮肤里的正气分为两种，即营气和卫气。其中，营气的主要作用是营养皮肤，给皮肤供给营养；卫气的主要作用是保卫皮肤，不让外界邪气进来。

　　孩子为什么会有营卫不和型发烧呢？最主要的原因，还是因为有风邪从皮肤而入，扰乱了皮肤中的正气——营气和卫气的功能，从而导致它们不相调和，所以表现为以上症状。

　　营卫不和型发烧推拿穴位时，可以选用推上三关、揉一窝风、平肝清肺、清天河水，每穴 5 ~ 15 分钟。

推上三关

从手腕靠近大拇指这一侧上推到肘部，为推上三关。

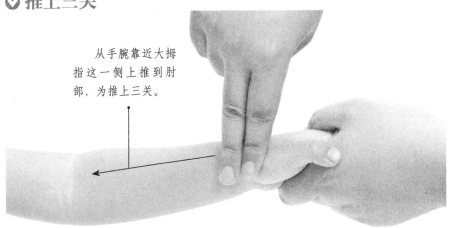

推上三关
时间：5 ~ 15 分钟。
功效：温补阳气。

♥ 揉一窝风

一窝风在手背腕横纹中央的凹陷中，持续揉按即可。

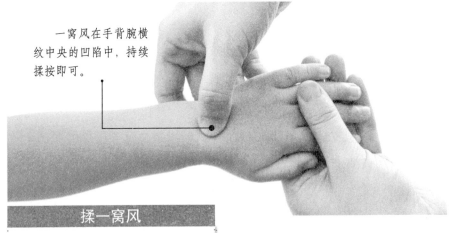

揉一窝风
时间：5 ~ 10 分钟。
功效：祛风解表散寒，缓解鼻塞。

◆ 平肝清肺

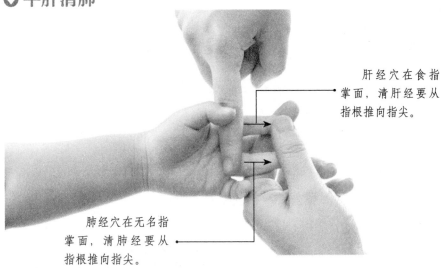

肝经穴在食指掌面，清肝经要从指根推向指尖。

肺经穴在无名指掌面，清肺经要从指根推向指尖。

平肝清肺
平肝清肺就是同时清肝经和肺经。
时间：5 ~ 15分钟。
功效：疏风清热解表。

◆ 清天河水

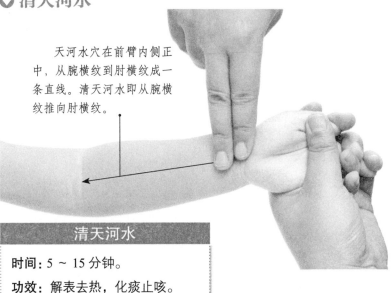

天河水穴在前臂内侧正中，从腕横纹到肘横纹成一条直线。清天河水即从腕横纹推向肘横纹。

清天河水
时间：5 ~ 15分钟。
功效：解表去热，化痰止咳。

⊙ 服用桂枝颗粒

营卫不和型发烧，可以服用医圣张仲景《伤寒论》中的方子桂枝汤做成的中成药——桂枝颗粒。

具体用量：一般情况下，三岁以下的孩子一次吃成人的三分之一量，三岁以上六岁以下的孩子一次吃二分之一量，六岁以上的孩子按成人量服用。

喝完桂枝颗粒后，再喝点儿热大米粥，然后盖上被子好好睡上一觉，待周身微微汗出后，烧自然就退了。

如果用推拿方法再配上桂枝颗粒，效果就更好了。

6 孩子阳虚发烧怎么办

阳虚发烧，顾名思义，就是发烧的同时，兼有阳虚的情况。

上面我们说的寒湿发烧，其实也兼有脾胃阳虚，但主要还是以寒湿邪气为主；而阳虚发烧则不含湿气，仅指风寒邪气和全身阳气虚弱同时并见而引起的发烧。

导致孩子阳虚的原因有很多种，如过用抗生素、过食生冷、久居寒性环境等。除此之外，还有一种情况也可能导致孩子阳虚，那就是孩子发烧了，不停地给他吃退烧药，结果导致孩子大量出汗。

中医认为，人体要出汗，除了体内的液体化作汗本身外，还需要阳气的推动。所以，如果强行让身体出很多汗，那么阳气就会受到损伤，即古书上所说的："大汗亡阳"。

阳虚发烧都有什么表现呢？

首先，孩子也发烧，并且像风寒发烧一样不出汗。但是，阳虚发烧不出汗的主要原因是因为身体里的阳气不足，没有力量推动让汗液出来，而不像风寒发烧主要是因为风寒邪气把毛孔给"冻"上了。

同时，孩子还会表现得比较怕冷——虽然风寒发烧的孩子也怕冷，但并不像阳虚发烧这么厉害——总喜欢在暖和的地方待着，总喜欢用衣服或被子捂着身体以保暖。此外，孩子的状态也会变得很"蔫儿"，面色也不是红扑扑的，而是有些淡白，没有光泽，甚至晦暗，而不像风寒发烧的时候，孩子的面色基本正常，精神也好，该吃吃、该睡睡、该玩玩。

除此之外，舌象也很重要。风寒发烧的时候，孩子的舌象是淡红舌、薄白苔，但是阳虚发烧时，就一点儿也不红了。因为孩子的阳气偏虚，热量偏少，所以舌头的颜色也比口腔黏膜内壁的颜色要淡，舌苔也发白。

综合以上症状，我们基本上就可以判定孩子的发烧是阳虚发烧了。

阳虚发烧推拿穴位时，可以选用推上三关、揉一窝风和平肝清肺这几个穴位，每穴推 5 ~ 15 分钟。其中，推上三关能温补阳气，帮助孩子的阳气恢复；揉一窝风能祛风散寒，平肝清肺能祛邪退热。

◎ 推上三关

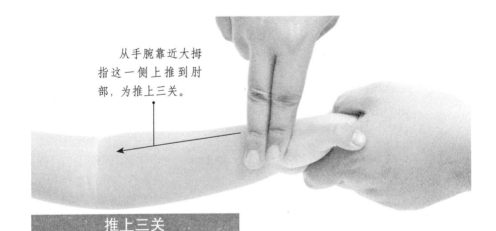

从手腕靠近大拇指这一侧上推到肘部，为推上三关。

推上三关
时间：5 ~ 15 分钟。
功效：温补阳气。

⊙ 揉一窝风

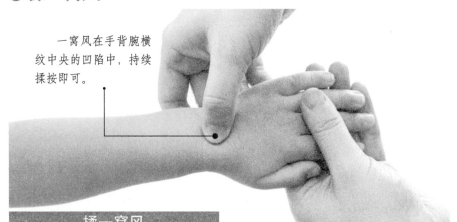

一窝风在手背腕横纹中央的凹陷中，持续揉按即可。

揉一窝风

时间： 5 ~ 10 分钟。

功效： 祛风解表散寒，缓解鼻塞。

⊙ 平肝清肺

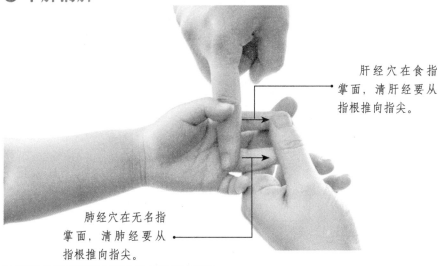

肝经穴在食指掌面，清肝经要从指根推向指尖。

肺经穴在无名指掌面，清肺经要从指根推向指尖。

平肝清肺

平肝清肺就是同时清肝经和肺经。

时间： 5 ~ 15 分钟。

功效： 疏风清热解表。

❤ 服用麻黄细辛附子颗粒

阳虚发烧的中成药可以选择麻黄细辛附子颗粒，也是医圣张仲景的方子。

具体用量： 一般情况下，三岁以下的孩子一次吃成人的三分之一量，三岁以上六岁以下的孩子一次吃二分之一量，六岁以上的孩子按成人量服用（这个药不太好买到，如果买不到，用推拿手法的效果一样很好）。

7 孩子气虚发烧怎么办

孩子还有一种常见的发烧类型，叫作气虚发烧。

气虚发烧，简而言之，就是发烧的同时，伴有气虚的表现。

气虚都有什么表现呢？

首先，就是感到非常乏力、倦怠。孩子可能不会说自己乏力，但如果孩子总喊累，玩一会儿就玩不动了，就基本可以判定他是气虚了。

气虚发烧时，孩子还会经常地出虚汗——因为气虚，所以不能正常地收摄汗液，导致虚汗涔涔。

同时，因为气虚不能很好地推动血液到面部，所以孩子的面色也偏白，并且缺少光泽，就像扑了一层粉似的。除此之外，因为气虚发烧并没有热邪的困扰，所以孩子的舌头也偏淡，并且舌苔也发白。

气虚发烧和前面我们讲的营卫不和型发烧很相似，都出汗，并且舌苔也都偏白。但是，气虚发烧最主要的表现是乏力、倦怠，并且舌头也比营卫不和型发烧要更淡一些，面色也偏白，缺少光泽。

此外，气虚发烧和阳虚发烧也需要注意鉴别：阳虚发烧虽然也精神倦怠、乏力，但是不出汗，而气虚发烧则常常地冒虚汗。

气虚发烧推拿穴位时，可以选用补脾经、揉一窝风、平肝清肺、清天河水，每穴 5 ～ 15 分钟。

❤ 补脾经

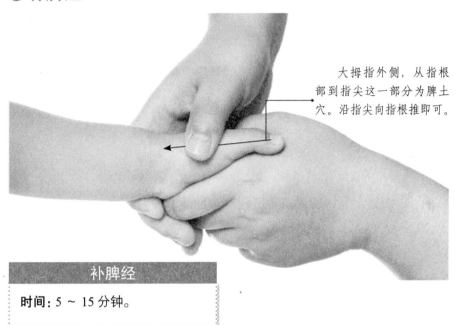

大拇指外侧，从指根部到指尖这一部分为脾土穴。沿指尖向指根推即可。

补脾经
时间： 5 ~ 15 分钟。

❤ 揉一窝风

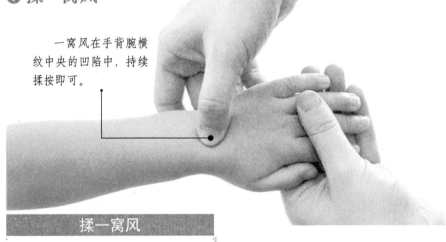

一窝风在手背腕横纹中央的凹陷中，持续揉按即可。

揉一窝风
时间： 5 ~ 15 分钟。
功效： 祛风解表散寒，缓解鼻塞。

❤ 平肝清肺

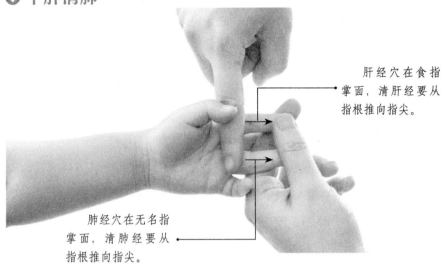

肝经穴在食指掌面，清肝经要从指根推向指尖。

肺经穴在无名指掌面，清肺经要从指根推向指尖。

平肝清肺

平肝清肺就是同时清肝经和肺经。

时间：5 ~ 15 分钟。

功效：疏风清热解表。

❤ 清天河水

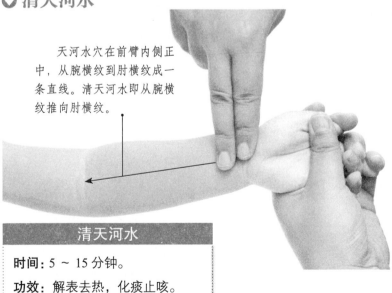

天河水穴在前臂内侧正中，从腕横纹到肘横纹成一条直线。清天河水即从腕横纹推向肘横纹。

清天河水

时间：5 ~ 15 分钟。

功效：解表去热，化痰止咳。

◎ 服用玉屏风颗粒

孩子阳虚发烧，还可以服用玉屏风颗粒。

具体用量：一般情况下，三岁以下的孩子一次吃成人的三分之一量，三岁以上六岁以下的孩子一次吃二分之一量，六岁以上的孩子按成人量服用。

这个药比较好，如果孩子虽然没有发烧，但一有风吹草动就容易发烧，也可以吃它，能起到预防感冒的作用。

但有一点需要注意，那就是玉屏风颗粒一定得是在孩子舌淡苔白、并且总是乏力、出虚汗的情况下才可以服用，如果孩子的舌头是红的，舌苔是黄的，或者并不乏力、冒虚汗，就不太适合了，否则容易上火。

如果用推拿的方法再配上玉屏风颗粒，效果就更好了。

延伸阅读·为什么有的孩子发烧吃中药没用

为什么有的孩子发烧吃中药没用呢？除了辨证不准、用药不对症外，还有一个很大的原因，那就是吃的方法不对。

大家吃中药一般都是一天两次，或者一天三次。事实上，发烧的时候，最好是不这么吃，而是 2 ～ 4 小时吃一次。

为什么这么频繁呢？

大家知道，发烧对孩子来说是一个比较急的病，就好比敌人打进来了，跟我们打的是闪电战，而不是持久战。此时，我们总不能一天只派三次兵，而是应当源源不断地派兵，集中优势力量，才能在最短的时间内速战速决，将敌人歼灭。持久战是用来治疗慢性病的。

第9章

家长怎么做才能让孩子不发烧

前面几章，我向大家介绍了如何具体应对各种类型的孩子发烧的方法，还需要家长在日常护理孩子时多加留心，认真辨证、运用。

本章，我们来探讨一下怎么才能让孩子不发烧，实现中医所讲的"不治已病治未病"。

1 "如何让孩子不生病"比"生病后如何治"更重要

大家知道，中医治病，讲究"不治已病治未病"，什么意思呢？意思是说：与其治疗已经形成的疾病，还不如在没有生病，或者即将生病时，就预先发现，并防患于未然，让它没有机会发展成疾病。事实上，这要比知道如何治病更加重要。

关于治未病的重要性，我们可以从战国名医扁鹊的一则故事中窥得一斑：

有一次，有人问扁鹊："听说你家兄弟三人都是行医的，那么，究竟谁医术最高呢？"扁鹊说："我大哥医术最高，二哥次之，我的医术最差。"提问的人非常纳闷："听说您可以起死回生，并且全国闻名，怎么医术还算最差呢？"

扁鹊说："我治病，一般都是这个人病得非常重，快要死了，我给他穿凿血脉，或者灌下药性很猛，甚至有毒的汤药，或者用很粗的针去刺激穴位，把这个人从死亡线上拉回来。大家看到我能治一些很重的病，所以以为我的医术最高，全国闻名。而我二哥治病，是在这个人的疾病刚刚产生，或者还不太严重的时候，他用一些药力很轻的药物，或者用很细的毫针刺激穴位，就把这个人的病治好了，所以大家都认为我二哥只能治一些小病，他的名声也只在我们乡里传播。我大哥就不一样了，他总是在一个人还没有生病的时候，就告诉他一些日常饮食起居调理，以及导引、食疗、运动的方法，让这个人根本不生病，所以大家都以为我大哥不会治病。事实上，只有我们家人知道，我大哥的医术才是最高的，因为他能在这个人还没生病之前，就预知到他快要生病了，并且告诉他怎么才能不生病，而不是等人生了病，甚至变得很严重的时候才去治疗。这才是医术的最高境界啊！"

为什么国家现在大力提倡"治未病"，道理就在这个故事里面。

《黄帝内经》云："病已成而后药之，乱已成而后治之，譬犹渴而穿井，斗而铸锥，不亦晚乎？"

意思是说：疾病已经形成了，我们才去治疗它；国家已经开始祸乱了，我们才去平息它，就好比一个人口渴了才去打井，国家要打仗了才开始铸造兵器，不是太晚了吗？

因此，在本书的最后一章，我们要更上一层楼，向扁鹊的大哥学习，学习怎么才能让孩子不发烧的智慧，这才是最重要的。

2 善于抓住孩子最易被忽略的 发烧初期小征兆

❤ 家长要注意孩子打喷嚏

孩子将要发烧，最早出现的预警信号便是打喷嚏。

孩子为什么会打喷嚏？打喷嚏是好事还是坏事呢？

从中医角度讲，打喷嚏是身体遭遇外邪后，迅速启动的一种自我保护反应——身体感受到有邪气来了，正气便会本能地立刻振奋起来，集中力量去清退邪气，就好比有坏人来招惹我们，我们便会本能地大声呵退他一样。可见，打喷嚏并不一定是坏事，它说明我们的正气在遇到邪气时，能够及时地调动起来。

当然，过敏性鼻炎所引起的喷嚏就不太一样，它是因为身体的正气，尤其是阳气平时就比较虚，所以有邪气来了，总想清退却总也清退不了，所以喷嚏一直打个不停。这种情况，应当扶正祛邪双管齐下，才能起效。

那么，怎样才能防止孩子从打喷嚏发展到发烧呢？

很简单：勤换衣服、隔离风寒。

著名评书表演艺术家单田芳先生说："忽冷忽热爱感冒"——天气一热，我们的毛孔就会打开，因为要排汗散热；天气变冷，毛孔就会闭上，以保存体温，并防止邪气侵入。

那么问题来了：如果天气变热了，我们没注意还给孩子捂得厚厚的，让他的毛孔不住地开泄出汗，此时，若碰到天气突然变凉，或在外面很闷热的环境下突然进入空调屋里，毛孔来不及闭上，邪气便很容易进入孩子的身体，于是，他就开始打喷嚏了。

同样，如果天气变冷，我们却忘了给孩子穿足够的衣服御寒，此时，即使孩子的毛孔闭着，也扛不住强大的寒邪侵袭，如果寒邪破门而入，孩子一样会打喷嚏。

所以，家长一定要根据天气的变化以及孩子的情况，及时地给他增减衣物。

不过话又说回来，勤换衣服这事儿也并不是绝对的。比如我们常说的"春捂秋冻"，就自有它的道理：春天天气温暖的时候，万物生长，人体的气机也往外走，这时我们的毛孔也处于一个开泄的状态，所以要捂着，防止邪气入侵；秋天天凉的时候，万物收藏，人体的气机也跟大自然同步，要往里收，这时我们的毛孔就处于一个相对闭塞的状态，所以不能捂着，要顺应自然，冻一冻，让毛孔继续闭着，邪气就不容易进来了。

说到这里，有的朋友可能有点儿晕了——到底该怎么给孩子"勤换衣服、隔离风寒"呢？

其实原则只有一条，那就是：顺其自然。

自然是什么？春暖夏热，秋凉冬冷。所以我们穿衣服，要春捂秋冻，夏单冬暖，并根据孩子的身体状态酌情增减。

孩子穿衣服有什么具体标准

首先，要摸摸孩子的手和脚，如果孩子的手脚偏凉，那就说明我们给孩子穿少了，阳气不能到达四肢的末端。

然后，再摸摸孩子的后背，如果孩子的后背有汗，那就说明我们给孩子穿多了，导致他的阳气太多，并往外蒸腾汗液。

因此，孩子穿衣服的标准是：手脚温暖，后背干爽温和。

当然，如果孩子的身体平时就比较虚，即使给他穿得很多，他的手脚也偏凉，后背也不出汗，那我们就要考虑，孩子是不是阳气不足了？如果是，就需要及时带孩子找有经验的中医当面诊治了。

孩子开始打喷嚏了，怎么办

如果给孩子穿衣服没穿好，孩子开始打喷嚏了，家长该怎么办？

老祖宗的方法：一碗姜汤，防患未然。

此时，邪气刚刚侵入皮肤，还没立稳脚跟，一碗辛辣的姜汤喝下去，身体就能借助姜汤通透、往外走的力量，把邪气给赶出去。邪气一走，自然就不会发烧了。

喝姜汤只有兵贵神速，才能防患于未然，否则一旦邪气深入，就驱赶不动了。好比我们小时候住的瓦房，如果有一个瓦片坏了，就得赶紧进行修葺，否则时间一长，坏的瓦片会越来越多，窟窿也就越来越大。

❤ 家长要注意孩子鼻塞

如果说打喷嚏是孩子发烧的预警信号，那么，鼻塞就正式拉响警报了。

鼻塞是好事还是坏事呢？

当然是好事——敌人来了，我们拉响警报，关上大门，这属于正当防卫。

那么，请大家思考一下，现在比较流行的通气鼻贴，是好东西还是坏东西呢？

答案是：不一定。

一般情况下，鼻塞是不需要对症处理的。我们说，孩子遇到风寒邪气后，鼻子有点儿堵，其实是好事，相当在鼻子里预设了一个关卡，防止邪气从鼻子长驱直入进到肺里。此时，如果给孩子贴了通气鼻贴，邪气就很容易进去了，无异于开门揖盗。

但有时候，孩子鼻塞非常严重，比如晚上睡觉时只能张着嘴呼吸，甚至感觉要窒息了，则应当先通鼻窍，保证呼吸畅通。

可见，凡事无绝对，千万不能教条刻板。

❤ 家长要注意孩子流鼻涕

鼻塞来了，鼻涕就不会远了。

那么，流鼻涕是好事还是坏事呢？

估计聪明的家长已经看出来了，其实每一个问题都是有深意的。

是的，答案依然是：不一定。

为什么流鼻涕还可能是好事呢？

大家知道，东北的冬天非常冷，但是你看东北农村的孩子，大冬天，左手拿根玉米，右手牵只土狗，小脸冻得通红，还淌着两管鼻涕，一边用袖子一抹，一边溜达，该吃吃、该玩玩，却很少发烧。反倒是城里的孩子，吃得好、穿得暖，一有鼻塞流涕、头疼脑热就打针吃药，三天两头就发烧，这是为什么呢？

这就是"若要小儿安，三分饥与寒"的真实写照。

与鼻塞一样，流鼻涕其实也是一种身体的自我防卫——鼻塞，是堵住外界邪气继续入侵的入口；流鼻涕，则是把这些邪气从鼻腔往外排。如果邪气是风寒性的，流的就是清鼻涕；如果邪气是风热性的，流的便是黄鼻涕，这就是风寒发烧或风热发烧一个特征。

但与鼻塞不同的是，如果外面没有邪气，孩子却还总是挂着鼻涕——这并不一定是坏事，因为这说明孩子总是处于一种源源不断的警戒防御状态——就像东北农村的孩子一样，自然就很少生病了。

正如古人所说："若要小儿安，鼻涕常不干"，孩子平时流点儿鼻涕没事，只要别天天"过河"就行了。

❤ 家长要注意孩子手脚凉

孩子本来好好的，现在不仅打喷嚏、鼻塞、流鼻涕，手脚还开始发凉，这是为什么呢？

这说明有敌人入侵，切断了我军的供给路线，供给部队不能第一时间到达边关，前线吃紧了。

用中医术语讲，这种情况叫作邪气闭阻，经脉不畅。闭阻了什么？闭阻的是身体阳气的运行脉络。阳气一被闭阻，就不能温暖四肢末端，所以，手脚就变凉了。

此时家长应该做什么呢？

邪气入侵，就要把它驱逐出去。

怎么驱？温通经络。

大家知道，经络，是我们身体里运行阳气的重要通道，只有道路打通了，阳气才能畅通无阻地去前线奋起抗邪。

常言道："要想富，先修路"，其实，这个"富"，也可以是康复的"复"，至于"路"，也类似于"经络"的"络"。

3 让孩子不发烧的至简之道：温经通络

⊙ 温通大椎穴

我们知道，人体有任、督二脉。其中，督脉的作用是总督诸阳——全身所有属阳的经脉，都归督脉所管。而大椎穴，正是督脉上调节阳气多少的最佳作用点。

在风热发烧中，因为孩子的身体里有风热邪气，导致阳气偏盛，所以我们用提捏大椎的方法能助旺盛的阳气和风热邪气外泄。

但此时，孩子还没开始发烧，虽然风寒邪气进来了一些，但还没有那么强盛，所以，我们需要做的是帮孩子的阳气把风寒邪气排出去。

那么，如何帮孩子的阳气把风寒邪气往外排呢？

要温通大椎。

前面我们说了，大椎穴位于我们低头时脖子后最突出的这个骨节（第七颈椎）下的凹陷处。温通的方法：用电吹风、热水袋、热淋浴或汽车后背加热等均可，以周身微微出汗为度。

温通大椎穴后，要注意保暖、避风，尤其是后脑勺、后背以及腹部，一定要好好保护，不让孩子再受风寒邪气的侵袭。

为什么要保护这些部位呢？因为它们最容易受到风寒邪气的侵袭。

过去的孩子都穿肚兜，而古人外出，一般也都穿能把领子立起来的衣服，都是为了防止风寒邪气从这些部位乘虚而入。

♥ 紫苏叶煮水喝或泡脚、泡澡

配方：

紫苏叶。

用量：

成年人五指一大把，孩子三指一小撮。

做法：

水开后再熬3分钟，或用开水冲泡。

喝法：

和桂枝颗粒等中成药一样，每隔2～3小时喝一次，喝完后，稍微喝点儿大米稀粥，以助药力，并给孩子盖一层薄薄的被子，以温覆取微微汗出，切忌大汗及汗后吹风。

紫苏叶，具有辛温解表、祛散风寒的作用。

有一个问题，如果孩子喝不了苏叶水怎么办？

可以用熬好的苏叶水与适量温水调匀，给孩子泡脚或泡澡。这样做，虽然具有辛温之性的紫苏没有经过胃肠吸收，但却通过泡脚或泡澡而直接走了经络，所以也能起到温通的效果。

一定要注意，孩子微微出汗即可，汗后注意避风。千万别让孩子大汗淋漓，或汗后吹风，这样反而容易伤阳气或直接导致风寒发烧。

4 让孩子不发烧，切记"虚邪贼风，避之有时"

大家可能注意到了，无论风寒发烧、风热发烧，还是其他各种类型的发烧，参与最多的邪气，便是风邪。

所以，预防孩子发烧最重要的一句话便是："虚邪贼风，避之有时"——《黄帝内经》。

什么是贼风呢？

贼风，就是在我们没有防备，或者说身体偏虚的时候，偷偷摸摸地侵袭我们的风邪。古人说："避风如避箭。"可见，虚邪贼风伤人的力量有多大。虚邪贼风要怎么避？

"勤换衣服、隔离风寒。"

还有呢？

"若要小儿安，三分饥与寒。"

其实说白了，预防孩子发烧，不外乎就是用中医理念去指导孩子的饮食起居、穿衣吃饭，等等。

而我们这本书写到这里，也最终归结为一句话，那就是：穿衣吃饭都是道。

穿衣吃饭都是道

　　这本书聊了很多关于孩子发烧以及日常调理的中医之"道"，希望家长们在日常生活中能够更多地去体悟并运用这些"道"，处理好孩子在成长过程中的许多问题，甚至帮到更多需要帮助的人。

　　道不远人，唯有心者得之，与诸君共勉。

高亮

2015年3月14日

于当归中医学堂

受益家长真情反馈

有一年春节，一岁半的儿子突发高烧将近40℃，不得已，我电话求助高大夫，他仔细询问了孩子的情况，并参照我发送的舌象，诊断为湿温发热、邪入少阳。上午高大夫开方，中午我给孩子服药80毫升，下午他就退烧了。高亮大夫诊病特点是辨证细致、用药谨慎、目标精准、药到病除。不知不觉，我和孩子已成为高大夫的铁杆粉丝，高大夫也成了我们治已病和治未病的保健医生。

新华网健康频道总编马宁蔚

我家不到五岁的儿子已经知道清天河水有助于退烧，面对冷饮会咽着口水拒绝，肉吃多了会申请吃个山楂丸……这些小知识都得益于他的朋友暨偶像——高亮大夫。高大夫是个医术了得、温和耐心的大夫，几剂汤药、几个穴位，蔫蔫的小病号就活蹦乱跳了。对儿子来说，整个治病的过程就是和朋友聊天的过程，在他心中，已经萌生了做一个像高亮叔叔这样的中医的念头。谢谢高大夫，也谢谢中医。

小小猫妈妈

我女儿妞妞在刚上幼儿园时经常生病，孩子和我都饱受排长队看病、吃消炎药、输液之苦……恰逢幼儿园邀请高大夫给家长们普及幼儿感冒发烧的中医治疗方法与预防保健理念。讲座上，高大夫的观点博得了很多家长的赞同，而我更是受益匪浅。从此，我开始带着女儿追随高大夫看病一年多，直到孩子的脸色逐渐从蜡黄恢复红润。

如今，妞妞已经很少生病了，身体健康，常常会和我说很想念高大夫。每每看到有家长要带着生病的孩子去输液时，我都会建议他们去看中医。

妞妞妈妈

由于孩子脾胃不好、容易生病，同事给我推荐了高亮大夫。他的语言通俗易懂，望闻问切得心应手，关键是还很有耐心。孩子一开始有些认生、不配合，高大夫并没有着急看诊，而是先拿了点玩具吸引孩子的注意力，让孩子慢慢放松、慢慢配合。经过半个月的调理，孩子的脾胃情况大为好转。此后，孩子身体一有问题，我就向高大夫请教，他都认真回答。

士谦妈妈

我家女儿曾经被咳嗽困扰，近两个月的时间，常常是夜咳剧烈、无法安睡。医院诊断为普通呼吸道感染。我找到高亮博士，他开了四天的药，再配合推拿，很快，女儿真的不咳了！谢谢高博士让我见证了中医的神奇，让我变成了一个中医的拥护者。现在女儿一出现小问题，在高博士的帮助下，总能很快解决。

月宁妈妈

第一次见到微明（高亮，字微明）兄，他是当归中医学堂"中医育儿在路上"全国公益讲座的老师。两个多小时的讲座，他以小儿感冒为例，从医院看病难讲到在家就可治感冒，从正确看待感冒发烧讲到如何对症治疗。现场的很多人第一次知道了如何区分风寒、风热和积食发烧，知道了如何选药、服药，更知道了如何正确面对孩子感冒发烧而不焦虑。

感恩中医让我有缘结识这位好兄弟，感恩中医让我有缘改变自己的生活。

奋斗在金融圈的中医粉——范志鹏

图书在版编目（CIP）数据

孩子发烧怎么办 / 高亮著 .

— 天津：天津科学技术出版社，2015.3

ISBN 978-7-5308-9369-2

Ⅰ . ①孩… Ⅱ . ①高… Ⅲ . ①小儿疾病—发热—诊疗

Ⅳ . ① R720.597

中国版本图书馆 CIP 数据核字 (2014) 第 307565 号

丛书主编：黄　利　　监　制：万夏　　　　项目策划 / 设计制作：紫圖圖書 ZITO®

策划编辑：刘丽燕　张　萍　　　　　　　特约编辑：马　松　宣佳丽　车　璐

责任编辑：张　跃　　　　　　　　　　　责任印制：兰　毅

天津出版传媒集团
————————————— 出版
天津科学技术出版社

出版人：蔡　颢

天津市西康路 35 号　　　邮编 300051

电话：（022）23332490

网址：www.tjkjcbs.com.cn

新华书店经销

北京市昌平开拓印刷厂

开本 710 毫米 ×1000 毫米　1/16　印张 11　字数 80 千

2015 年 3 月第 1 版　　2015 年 3 月第 1 次印刷

定价：36.00 元